DE LA

CAUTÉRISATION IGNÉE

EN

THÉRAPEUTIQUE OCULAIRE

PAR

Charles-Lucien LAVALLÉE

DOCTEUR EN MÉDECINE DE LA FACULTÉ DE PARIS

———✦———

PARIS

ALPHONSE DERENNE

52, Boulevard Saint-Michel, 52

1881

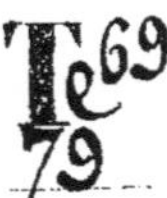

DE LA
CAUTÉRISATION IGNÉE

EN

THÉRAPEUTIQUE OCULAIRE

PAR

Charles-Lucien LAVALLÉE

DOCTEUR EN MÉDECINE DE LA FACULTÉ DE PARIS

PARIS

ALPHONSE DERENNE

52, Boulevard Saint-Michel, 52

1881

A LA MÉMOIRE

DE MON PÈRE ET DE MA MÈRE

A MES PARENTS

A MES AMIS

DE LA CAUTÉRISATION IGNÉE

EN

THÉRAPEUTIQUE OCULAIRE

INTRODUCTION

L'usage de la cautérisation ignée en thérapeutique oculaire est déjà très répandu ; mais on n'a pas encore établi d'indications précises pour en faire l'application. J'essaierai d'en poser quelques-unes. Afin d'atteindre ce but je ferai d'abord l'étude critique des résultats que l'emploi de cette méthode a donnés. Je rechercherai ainsi les succès incontestables qu'on a obtenus, je montrerai qu'on a pris quelquefois pour réels des succès qui n'étaient que relatifs, et que, dans des cas où certains oculistes enthousiasmés l'ont proclamé le meilleur, ce mode de traitement est inférieur à un autre auquel ils auraient pu avoir recours.

Après cette étude critique, j'exposerai des résultats nouveaux dus à l'application de cette méthode dans des cas où l'on en a très peu usé, et dans d'autres où l'essai n'en a pas encore été signalé.

Je décrirai ensuite l'instrument unique qui, à mon avis, doit remplacer tout l'outillage dont on s'est servi jusqu'ici pour la cautérisation ignée des diverses parties de l'œil.

Lavallée

2

Enfin, en quelques conclusions dont la vérité me paraîtra démontrée par l'étude clinique que j'aurai faite, je dirai dans quels cas l'usage du fer rouge est réellement indiqué.

On peut être surpris sinon effrayé au premier abord de l'emploi d'un agent thérapeutique aussi brutal pour le traitement d'un organe aussi délicat. Mais il suffira de lire les premières pages de la thèse inaugurale de M. le docteur Passerat (1) pour se convaincre qu'il n'est point dangereux et qu'il est au contraire d'un grand secours pour l'oculiste. M. Passerat montre en effet que la cautérisation ignée modifie d'une façon heureuse l'état des plaies de l'œil, détruit les éléments septiques qui s'y trouvent, active le mouvement nutritif qui produit la cicatrisation, qu'elle a souvent une action bien mieux limitée que celle des caustiques liquides, qu'elle ne provoque ni réaction inflammatoire ni douleurs regrettables.

Je ne ferai pas l'historique de la question qu'on trouvera dans la thèse inaugurale de M. le docteur Delsol (2).

C'est surtout contre les kératites et particulièrement la kératite ulcéreuse qu'on a employé la cautérisation ignée. Aussi m'occuperai-je d'abord de cette dernière.

Mais avant de commencer ce petit travail, j'adresserai les remerciments les plus vifs à M. le Dr Abadie qui, toujours bienveillant, m'a donné l'idée de traiter ce sujet, et n'a cessé de m'aider de ses conseils.

---

1. Passerat. *Contribution à l'étude de la cautérisation ignée de la cornée.* Thèse de Paris 1877.
2. Delsol. *De la cautérisation ignée dans quelques affections de la cornée.* Thèse de Paris 1881.

I

DE LA CAUTÉRISATION IGNÉE CONTRE LES ULCÈRES SIMPLES ATONIQUES.

On tend depuis quelque temps à employer la cautérisation ignée contre tous les ulcères de la cornée quelles qu'en soient la nature et la cause. Je crois qu'on va trop loin dans cette voie.

D'ailleurs, en septembre 1879, M. le professeur Gayet, le propagateur le plus actif de ce procédé thérapeutique, disait lui-même, après une discussion engagée sur ce sujet au congrès de Milan « que le fer rouge lui paraissait non pas une panacée, mais un moyen meilleur que d'autres pour atteindre certaines affections, qu'il admettait que son emploi avait des indications limitées, et qu'il passait souvent dans sa clinique de longs jours sans en faire usage. »

De son côté M. le Dr Abadie, dans une clinique sur le traitement des ulcères de la cornée, pense que « ce moyen est précieux dans certains cas et mérite d'être conservé, mais qu'il reste à en préciser les indications. »

Dans quels ulcères de la cornée faut-il faire de la cautérisation ignée ?

Telle est donc la question qui se présente naturellement la première.

Pour la résoudre, je vais analyser attentivement de nombreuses observations d'ulcères traités par le fer rouge, et chercher ainsi quels résultats nets et précis elles affirment.

En voici, très brièvement résumées, quelques-unes de M. le Dr Martinache, l'inventeur de cette méthode :

Obs. — Une petite fille de 5 ans, présente à la cornée gauche un ulcère arrondi entouré d'une infiltration blanchâtre.

Sa santé générale est excellente et a toujours été telle.

Pendant dix mois on a conduit cette enfant chez un oculiste qui n'a pu obtenir d'amélioration durable. A mon tour j'emploie pendant quelque temps le traitement ordinaire sans résultat.

Le 27 avril et le 1er mai. — J'applique une pointe de feu sur l'ulcère.

Le 14 mai. — L'ulcère est parfaitement guéri, graduellement l'infiltration blanchâtre disparaît.

Obs.— Une dame de 28 ans, de constitution scrofuleuse, a eu deux attaques de granulations à l'œil droit à 20 et à 25 ans. L'œil est demeuré irritable. Santé générale pauvre; accès fréquents de fièvre intermittente.

Paupière supérieure épaisse, tombante, et couvrant les deux tiers supérieurs de la cornée. *Pannus* avec ulcère superficiel.

Une pointe de feu sur l'ulcère le 29 novembre, le 6, le 14 et le 20 décembre.

Le 22 décembre. — L'ulcère est guéri, couvert d'épithélium. Le pannus a disparu.

Le 15 janvier. — Tout va bien. Trois mois après l'œil était mieux qu'il n'avait jamais été depuis les maladies sus-mentionnées. L'irritabilité avait disparu.

Obs. — Le 1er septembre 1873, un jeune homme de 20 ans se présente avec un ulcère de la cornée gauche.

Du 1er au 14 septembre on emploie le traitement ordinaire sans résultat. L'ulcère s'étend en largeur et en profondeur. On applique alors une légère pointe de feu.

Le 11 octobre. — Guérison complète. Petite opacité presque invisible.

Obs. — Le 13 octobre, un homme de 45 ans présente des restes de granulations à la paupière droite et un ulcère transparent à la cornée du même œil. Une pointe de feu au milieu de l'ulcère.

Le 24 octobre. — Guérison sans opacité.

Obs. — Un homme de 41 ans est atteint de conjonctivite catharrhale, de *pannus* et d'ulcère de la cornée gauche.

On emploie inutilement le traitement ordinaire pendant quelques jours.

Deux cautérisations ignées amènent la guérison en six jours ; la cornée s'éclaircit.

Obs. — Le 14 août 1873, une dame se présente, atteinte de blépharite ciliaire compliquée d'injection périkératique très grande, et d'un ulcère très étendu de la cornée empiétant sur la sclérotique. La vue n'est que quantitative. Elle ressent des douleurs très intenses. Traitée sans succès pendant deux mois, par les moyens ordinaires, elle est décidée à se laisser énucléer l'œil.

Pendant quinze jours je traite classiquement les lésions multiples de cet œil. Tout s'améliore, excepté l'ulcère.

Du 29 août au 8 septembre. — Cautérisations ignées en trois reprises différentes de l'ulcération qui, à cette dernière date, est entièrement guérie et recouverte partout d'épithélium. Opacité très légère.

Obs. — Un homme de 50 ans est atteint d'ulcère superficiel de la cornée gauche ; de plus, ses yeux sont d'une irritabilité insupportable consécutive à deux ophtalmies antérieures.

Pendant huit jours, usage de l'atropine, des applications chaudes et du bandeau. Mais au bout de la semaine, 14 avril, les dimensions de l'ulcère ont doublé.

De cette date au 8 mai, on fait trois cautérisations ignées qui amènent une guérison complète avec légère opacité.

Interrogé longtemps après, ce malade dit que l'irritabilité de ses yeux a disparu.

Quelques années auparavant, il avait eu une ulcération de la cornée qui, combattue par la méthode ordinaire, avait duré trois mois.

Obs. — Un homme de 50 ans a la cornée gauche superficiellement ulcérée et une irritabilité des yeux qui dure depuis l'âge de 17 ans. Bonne constitution.

Du 22 août au 28 septembre, on emploie l'atropine et les fomentations chaudes ; mais l'ulcère s'agrandit.

A trois reprises on cautérise la lésion avec le fer rouge.

Le 20 octobre. — La guérison est presque complète et la cornée n'est que très peu opaline.

On a pu constater plus tard que l'irritabilité mentionnée plus haut avait disparu.

Obs. — Une petite fille âgée de 8 ans offre un ulcère de la cornée droite qui, pendant deux mois, a été traité sans succès par les moyens ordinaires. Pendant trois semaines on continue la médication classique qui paraît rationnelle.

L'ulcération ne guérissant pas, on la cautérise avec le fer rouge quatre fois en quinze jours après lesquels la lésion a disparu. Pas d'opacité appréciable.

Obs. — Un homme de 43 ans a sur la cornée droite un petit ulcère entouré d'une infiltration blanchâtre ; un abcès semble avoir été la cause de la lésion.

Depuis quinze jours les procédés ordinaires ont été employés en vain. Pendant quinze autres jours on en essaie de nouveau sans plus de bonheur. En huit jours, l'ulcère guérit et l'infiltration se résorbe, grâce à une pointe de feu. La cornée est légèrement opaque.

Obs. — Le 9 décembre 1873, un homme de 20 ans se présente avec un ulcère et un *pannus* légers de la cornée droite.

La maladie dure depuis huit jours.

On applique une pointe de feu.

Le 10 décembre, disparition de l'ulcère et du pannus. Pas d'opacité apparente.

Certes il est bien évident que le docteur Martinache a obtenu une série de succès incontestables dans tous les cas dont je viens de rapporter les observations, et je n'hésite pas à dire que tous les malades semblables à ceux dont on vient de lire l'histoire doivent être traités à l'aide du fer rouge.

Il importe donc de bien déterminer la nature de ces ulcères si facilement vaincus par le procédé nouveau.

Ce qui frappe le plus c'est que toutes ces lésions ont résisté toujours au traitement classique qui, souvent, n'a même pu les empêcher de s'agrandir. Ce sont des lésions rebelles, chroniques, à marche plus ou moins progressive, mais qui n'entraînent pas d'emblée la formation de pus dans la chambre antérieure, la désorganisation rapide de la cornée avec les graves accidents qui en sont la conséquence. Elles sont tenaces, sans avoir un caractère de malignité particulière.

De plus, les yeux qu'elles ont atteints étaient déjà malades ; et, dans certains cas, la maladie primitive paraît avoir été la cause de l'ulcère qui accompagne on suit tantôt une conjonctivite, tantôt une kératite ou une ophtalmie ancienne et disparue.

Quelquefois les patients ont une santé générale mauvaise, un tempérament diathésique. C'est toujours un défaut de nutrition de la cornée causé soit par un trouble local longtemps prolongé ou un mauvais état général qui favorise la production du mal et en empêche la guérison. D'ailleurs ne voyons-nous pas tous les jours des ulcères de la cornée survenus sur des yeux atteints de conjonctivité catarrhale, purulente, granuleuse, guérir spontanément si ces maladies sont traitées avec succès dès le début ? N'en est-t-il pas d'autres qui, atteignant des individus scrofuleux, disparaissent quelquefois sous l'influence de l'huile de foie de morue, du sirop de protoiodure de fer et autres reconstituants ? Mais laissons un processus pathologique épuiser la vitalité d'un œil ; supposons en outre que le malade ait une diathèse : N'est-il pas naturel que l'ulcère qui envahit une cornée dans ces conditions ait un caractère absolument atonique ?

Il est évident que, pour le combattre, il faudra produire une irritation formatrice énergique. C'est ce qu'a fait Martinache avec la cautérisation ignée.

Le même moyen a donné à d'autres chirurgiens des résultats excellents dans des cas analogues.

Le professeur Gayet nous dit en effet :

« Le premier cas où je l'ai appliquée (la cautérisation ignée) est celui d'un ulcère atonique, en coup de burin, qui, depuis cinq mois, allait s'approfondissant ainsi qu'en témoignait l'état pulpeux et grisâtre du fond. Une seule cautérisation avec une aiguillée de bas rougie à la lampe a suffi pour amener la cicatrisation après la chute d'une très légère eschare pulpeuse, et au bout de huit jours. »

Le chirurgien de Lyon a soigné aussi un cultivateur dont la cornée s'était ulcérée à la suite du choc d'un épi de blé.

Rien dans la chambre antérieure. Douleurs intenses. L'iris, contracté, ne se laisse pas dilater par l'atropine.

Pendant quinze jours on a nettoyé avec la pointe d'un couteau de Bowman et touché avec l'eau chlorée le fond de l'ulcère.

Malgré cela il se fait une poussée et le mal tend à envahir toute la cornée. Un abcès se déclare.

La cautérisation ignée pratiquée trois fois en un mois amène la guérison.

Légère opacité grisâtre. Pas d'adhérences de l'iris.

De son côté, le docteur Martin de Bordeaux voyait le

3 septembre 1878 un malade atteint d'ulcère de la cornée consécutif à un zona ophtalmique.

Il pratiqua de suite une cautérisation superficielle qui fut répétée le 5 septembre.

Le 16 du même mois, la douleur, disparue dès le premier jour de traitement, ne s'était pas reproduite, et la cicatrisation était complète.

J'ai vu moi-même M. le Dr Carré guérir par le fer rouge des ulcères semblables à ceux dont j'ai parlé jusqu'ici.

Enfin M. le docteur Cadel, à l'exemple de MM. Martinache et Gayet, a triomphé d'ulcères atoniques rebelles aux autres moyens thérapeutiques, chez des enfants scrofuleux.

Je pourrais reproduire encore d'autres observations en faveur du procédé de M. Martinache ; mais la chose me paraît inutile. Qu'il me suffise de faire remarquer qu'il s'agit toujours d'ulcères simples sans hypopion immédiat :

Des nombreux résultats que j'ai exposés, je crois pouvoir conclure à l'utilité de la cautérisation ignée contre les ulcères qui, *naturellement bénins, sont devenus atoniques, du fait d'une lésion locale primitive, ou d'une diathèse individuelle, et quelquefois sans cause appréciable.*

Je ferai remarquer en outre la disparition d'une *irritabilité déjà ancienne* et insupportable chez certains malades soignés par Martinache.

Notons encore, à l'avantage de ce moyen thérapeutique, que *les douleurs ont cessé dès les premières cautérisations, et que les ulcères n'ont été suivis que de légères opacités.*

II

DE LA CAUTÉRISATION IGNÉE CONTRE LES ULCÈRES SERPIGINEUX A HYPOPION

Tant que les chirurgiens n'ont eu à combattre que des lésions à *marche relativement lente,* contre lesquelles ils ont eu le temps d'essayer des moyens classiques, *ils ont obtenu des succès éclatants, et il leur a suffi de faire des cautérisations superficielles plus ou moins nombreuses sur la partie atteinte.* Mais le jour où ils ont voulu, par le même procédé, lutter contre des ulcères *à évolution rapide,* produisant dès les premiers jours des ravages considérables, *s'accompagnant d'hypopion* et des symptômes subjectifs les plus pénibles, tels que les douleurs frontales, en un mot, *d'ulcères serpigineux, ils ont eu d'amères déceptions.*

« Entre mes mains, nous dit en effet M. le Dʳ Abadie, contrairement à mon attente, contrairement à la théorie, la cautérisation ignée n'a eu que de fort médiocres résultats dans presque tous les cas d'ulcères à hypopion où je m'en suis servi. Je pourrais vous citer de nombreux exemples de malades où j'ai dû renoncer à ce mode de traitement.

. . . .

J'affirme que dans les kératites vraiment infectieuses avec hypopion, la cautérisation ignée est insuffisante et certainement moins efficace que le procédé de Sœmisch. »

Mais cette opération doit être suivie de quelques précautions auxquelles le Dr Abadie attache la plus haute importance.

La section a donné issue à l'humeur aqueuse et au pus accumulé dans la chambre antérieure. « Le lendemain et les trois ou quatre jours qui suivent, nous dit-il, *il ne faut pas négliger d'entr'ouvrir les lèvres de la plaie cornéenne à l'aide d'un stylet mousse ou mieux avec l'extrémité boutonnée du couteau de Weber, afin d'évacuer le pus de nou·velle formation, ou même simplement l'humeur louche qui remplit la chambre antérieure.*

Faute d'avoir négligé ces soins ultérieurs, certains malades ont vu leur ulcère serpigineux un instant entravé, reprendre, dès les jours suivants, sa marche progressive. »

A l'appui de ce qu'il avance, M. Abadie expose l'histoire de quatre de ses malades :

« Trois d'entre eux étaient atteints de rétrécissement des voies lacrymales, état qui ne les inquiétait guère, et qui a été cependant la cause véritable de leur maladie, puisque c'est à cette suppuration chronique du sac lacrymal qu'ils ont dû d'avoir, à la suite d'un très léger traumatisme, une kératite ulcéro-serpigineuse septique, au lieu de n'avoir qu'un simple ulcère cornéen. »

Obs. — Chez le premier de ces malades, nous avons tout d'abord essayé l'atropine en instillations, puis l'ésérine, récemment préconisée en pareille circonstance. Ni l'un ni l'autre de ces médicaments ne nous ayant donné d'amélioration, nous avons alors pratiqué une paracentèse qui a permis l'évacuation immédiate du pus contenu dans la chambre antérieure. Or, en dépit de cette opération, et bien que nous ayons pris soin, les jours suivants, d'entr'ouvrir à l'aide d'un stylet les lèvres de la plaie, la maladie s'est aggravée.

Nous avons alors pratiqué une cautérisation ignée. Il y a eu, à la suite, une amélioration momentanée ; mais l'ulcère a bientôt repris sa marche envahissante. Devant un tel état de choses, nous n'avons plus hésité et nous avons pratiqué l'opération de Sœmisch. Dès le lendemain l'amélioration était manifeste, et quelques jours après, les lèvres de la plaie ayant été régulièrement entr'ouvertes toutes les vingt-quatre heures, l'ulcère était cicatrisé et la guérison complète. Malheureusement, comme nous avions perdu un temps précieux à essayer les traitements précédents, il n'est plus resté, lors de la guérison définitive, qu'une portion de cornée transparente assez restreinte, et, pour améliorer un peu la vision, nous serons obligé de pratiquer une iridectomie.

Obs. — Notre second malade s'est présenté tout à fait au début de son affection. L'ulcère était si peu étendu, et le pus de la chambre antérieure en si minime quantité, qu'il nous répugnait de pratiquer un traumatisme relativement aussi considérable que celui que nécessite la transfixion de Sœmisch.

Nous commençâmes donc par la paracentèse et les instillations d'ésérine. Mais là encore la situation empira et il fallut se résoudre à pratiquer la section de Sœmisch quelques jours plus tard. Dès lors la guérison s'affirma et devint rapidement complète. La perte de substance, en raison du peu de temps perdu, n'a pas été considérable ; aussi il ne reste qu'un petit leucome peu apparent.

Obs. — Pour notre troisième malade, notre éducation était faite ; nous pratiquâmes l'opération de Sœmisch d'emblée dès le premier jour, sans la faire précéder d'une paracentèse, et sans instiller aucun collyre. Les résultats ont été immédiats et on ne peut plus satisfaisants ; il ne reste qu'une toute petite tache excentrique à la pupille et fort peu gênante pour la vision.

Obs. — Chez le quatrième enfin, la section de Sœmisch fut pratiquée aussi dès le premier jour. Le lendemain l'ulcère était en bonne voie de cicatrisation, et c'est à peine aujourd'hui, si, en examinant attentivement la cornée, on aperçoit un petit point opaque et la trace linéaire de l'incision.

M. Abadie formule ensuite la conclusion suivante :
« Quand vous aurez affaire à un inlividu atteint d'ulcère
de la cornée, avec hypopion, accompagné de tous les si-
gnes qui caractérisent l'ulcère infectieux, si la maladie est
très peu avancée, essayez les instillations d'ésérine et le
pansement antiseptique. Mais ne perdez pas un temps précieux à attendre, et, si au bout de peu de jours vous ne
constatez pas une amélioration manifeste, procédez à la
transfixion de l'ulcère d'après les règles posées par Sœmisch. »

En pareil cas il condamne donc absolument la cautérisation ignée.

De son côté, M. le Dr Sattler, au congrès d'Heidelberg,
émet l'opinion qu'il est des cas dans lesquels l'opération de
Sœmisch garde tous ses droits, à l'exclusion de la cautérisation ignée, notamment lorsque un tiers ou les deux tiers
de la chambre antérieure sont remplis d'un pus qui ne se
résorbe pas.

Dans ses expériences sur les yeux des animaux, M. le
Dr Passerat a obtenu un résultat qui prouve aussi l'insuffisance des cautérisations ignées telles que les ont promul-
guées Martinache et Gayet :

Obs. — Inoculation, sur la cornée d'un lapin, de pus provenant
d'une résection du coude. Huit heures après, hyperémie de la conjonctive, chémosis, hypopion.

Cautérisation superficielle de tout l'ulcère sans effet. On renouvelle
la cautérisation et l'hypopion reste stationnaire.

L'œil semblant plus dur qu'à l'état normal, on fait une paracentèse
marginale. Le lendemain de cette opération l'hypopion avait disparu.
L'ulcère ne s'étend plus ; des vaisseaux nouveaux se produisent.

. Le troisième jour qui suit l'inoculation, on fait une nouvelle paracentèse. Dès lors l'ulcère s'améliore très rapidement.

Le douzième jour il est guéri.

Cette observation, sans être un argument direct en faveur
de l'incision de Sœmisch, prouve que les cautérisations
ignées ont été insuffisantes contre un ulcère infectieux à
hypopion.

M. le Dr G. Martin de Bordeaux n'a pas été plus heureux que les chirurgiens dont je viens de parler. Seulement
il n'adopte pas leur conclusion.

A l'époque où il expérimentait la cautérisation ignée
sur ses malades atteints d'ulcères de la cornée, il échoua
dans huit cas dont il ne précise pas la nature.

« Dans huit cas, dit-il, mes cautérisations répétées quotidiennement pendant cinq ou six jours furent sans résultat appréciable, et, chez des malades soumis à ce traitement, je me crus obligé, dans l'intérêt des organes qui
m'étaient confiés, d'abandonner mon champ d'expérience
et de m'adresser à une méthode de traitement ayant fait
suffisamment ses preuves. Je pratiquai alors avec un plein
succès l'incision transversale de Sœmisch. »

Poursuivant ses recherches, il affirma ensuite que, si le
fer rouge ne donnait pas toujours les mêmes résultats,
c'était moins à cause de la nature des ulcères que du
modus faciendi qui avait été différent sans que l'opérateur
en eût conscience.

« C'est un fait accidentel, dit-il, qui est venu me mettre
sur la voie de la véritable action du cautère actuel.

Oʙs. — Chez une dame atteinte d'un vaste ulcère serpigineux recouvrant la moitié de la surface de la cornée et sur lequel j'avais fait quotidiennement, depuis quatre jours, cinq ou six applications de pointes de feu sans avoir fait varier sensiblement son état, il m'arriva, à la cinquième séance, d'enfoncer, sans le vouloir, le stylet plus profondément, et d'ouvrir la chambre antérieure qui se vida complètement. Deux heures après, cette malade qui n'avait pu reposer depuis huit jours, fut prise par le sommeil et se réveilla presque sans douleur. Dés le lendemain, l'ulcère changea d'aspect et marcha franchement, à partir de ce moment, vers la cicatrisation.

. . . .

Oʙs. — J'avais alors en traitement deux malades atteints d'ulcères avec complication du purulence du côté des voies lacrymales et dont l'état restait stationnaire malgré plusieurs cautérisations superficielles et des lavages fréquents du canal lacrymo-nasal avec une solution au deux centième d'acide carbolique. Je leur fis la ponction de la chambre antérieure au moyen du fer rouge. Cette ponction évita, en partie, l'hypopion, et, comme dans le cas précédent, amena deux heures après, le calme le plus grand. Chez l'une de ces malades, les douleurs réapparurent le troisième jour. J'introduisis alors l'extrémité mousse du couteau de Bowman dans le trajet fistuleux, pour écarter les lèvres de la plaie et évacuer l'humeur aqueuse qui s'était reproduite. Cette pratique eut le meilleur résultat et je ne fus pas dans la nécessité de revenir à la cautérisation.

Chez ces deux malades, l'amélioration qui était survenue si brusquement ne fut en rien contrariée, et les processus de cicatrisation marchèrent assez rapidement, moins vite, il est vrai, que chez la première malade.

Ce retard eut pour cause probablement la persistance de la sécrétion muco-purulente des voies lacrymales. »

J'ai lu d'autres observations d'ulcères infectieux à hypopion traités en vain par M. G. Martin, M. Course-

rean, M. Gayet, à l'aide des cautérisations superficielles,
et guéris par la transfixion de la cornée. Je ne les reproduis
pas, car elles ressemblent absolument aux trois qui pré-
cèdent.

Nous voyons donc que, d'après M. G. Martin lui-même,
*il faut avant tout perforer la cornée. C'est ce qu'il fait au
moyen de la cautérisation ignée.*

L'insuffisance des cautérisations superficielles contre ces
lésions est admise aussi par M. Gayet qui leur oppose le
procédé de Sœmisch et même la perforation par le fer
rouge.

Cependant cette infériorité des cautérisations superficielles ne serait pas absolue s'il faut en juger d'après deux
observations que M. le Dr Delsol a rapportées, et suivant
lesquelles deux ulcères serpigineux auraient été guéris par
de légères applications du fer rouge. Voici la première :

Obs. — M. Mertz, 41 ans, cordonnier, vient à la clinique du
Dr Courseran le 16 février 1880. La nuit précédente, il s'est ré-
veillé sous le coup d'une vive douleur dans l'œil gauche. Cette douleur prend rapidement le caractère névralgique. Le matin l'œil est
injecté ; la photophobie prononcée; il remarque au centre de la cornée une tache irrégulière. Jamais il n'a eu mal aux yeux. Il
n'est atteint d'aucune affection des voies lacrymales. Il arrive à la
clinique immédiatement. La cornée gauche est le siège d'un ulcère
serpigineux à bords déchiquetés, grisâtres, boursoufflés. De l'extrémité
supérieure et externe de cet ulcère, part une petite fusée purulente
qui s'enfonce dans les couches profondes de la cornée. Celle-ci est
envahie par une infiltration grisâtre modérée à maximum d'intensité
près des bords de l'ulcère. Il existe un peu d'hypopion ; le cercle périkératique est très développé. L'humeur aqueuse, légèrement trouble,
remplit la chambre antérieure moins profonde que du côté droit.

La tension est abaissée. Le globe est très douloureux à la pression.

Traitement. — Quatre pointes de feu sur l'ulcère ; deux instillations d'atropine par jour ; compresses chaudes phéniquées ; pansement de Lister. Le lendemain, les douleurs avaient cessé comme par enchantement. L'hypopion est résorbé ainsi que la fusée purulente signalée plus haut. L'ulcère a diminué de moitié. Nouvelles pointes de feu. Même traitement. Le 18, trois pointes de feu. Le 22, deux autres ; le malade est guéri.

Je doute qu'il s'agisse là d'un ulcère infectieux type. D'abord je ne vois nullement quelle a été la porte d'entrée de l'élément septique. Quoi qu'il en soit, le caractère infectieux en était relativement peu grave, et je ne le mets pas au rang de ceux auxquels ont eu affaire MM. Abadie et G. Martin.

Voici la seconde :

Obs. — Claude Clavier, 50 ans, entre dans le service de M. Gayet le 24 août 1876. Il y a trois semaines, le malade dont les antécédents n'offrent rien de particulier, s'est piqué la cornée gauche avec un épi de blé. Jusqu'à présent pas de soins. Il s'est formé lentement, sans grande souffrance, un ulcère qui le force à entrer à l'Hôtel-Dieu.

La chambre antérieure contient du pus dans sa partie inférieure ; quelques douleurs péri-orbitaires. Abcès de la cornée.

Le 25 août l'abcès est ouvert, gratté avec la pointe d'un stylet de Bowman, puis touché avec l'eau chlorée. Même traitement pendant huit jours sans amélioration.

Le 7 septembre. — Cautérisation au fer rouge. A dater de ce jour, l'ulcère s'affaisse, perd la coloration jaunâtre pour devenir grisâtre ; il se vascularise et la cicatrisation s'opère rapidement.

Je crois que ce cas, comme le précédent, est de nature assez bénigne. Un ulcère infectieux à hypopion ne met pas trois semaines à se former. Il s'accompagne, pendant son évolution, de douleurs très fortes qui manquent ici, et il ne permet pas d'essayer pendant si longtemps de plusieurs modes de traitement.

D'ailleurs, je ne prétends pas qu'un ulcère serpigineux ne puisse jamais être vaincu par des cautérisations superficielles ; mais je suis certain qu'on n'obtient que très exceptionnellement cet heureux résultat.

En admettant même que les deux faits que je viens de reproduire soient de nature maligne, les cas contre lesquels se sont heurtés MM. Abadie, G. Martin, Courseran et Gayet, me paraissent suffisants pour que je ne change pas mon jugement que je fonde sur la généralité des faits et non sur les exceptions.

Aussi, après tout ce que j'ai écrit jusqu'ici, je crois pouvoir dire, d'une façon générale, *que les alcères traités avec succès par les cautérisations superficielles, comme les ont instituées MM. Martinache et Gayet, n'étaient pas des ulcères serpigineux à hypopion, et que ces derniers doivent être traités par un autre moyen.* Quel est-il ?

Deux procédés se présentent : celui de Sœmisch, et celui de G. Martin. Quel est le meilleur ?

A l'avantage du sien, M. G. Martin nous dit : la cautérisation ignée ne guérit les ulcères de la cornée, quels qu'ils soient, qu'en diminuant la tension intra-oculaire, en produisant de *l'hypotonie.* Il faut seulement que ce phénomène soit plus intense pour les ulcères à hypopion que pour les autres. C'est là le mode d'action de l'incision de

Sœmisch et de la transfixion par le thermo-cautère. Ce dernier moyen est préférable au premier.

M. G. Martin cherche à prouver, en effet, par de nombreuses expériences, que le fer rouge, soit qu'il touche superficiellement la cornée, soit qu'il la perfore, diminue la tension intra-oculaire, amène l'hypotonie. Mais je ne crois pas que la théorie fondée sur ce fait soit admissible.

Car, si elle est vraie, comment expliquer que l'on puisse guérir si souvent des ulcères de la cornée sans qu'on ait rien fait pour produire cette hypotonie ? Fréquemment il arrive que des malades atteints de conjonctivites graves, qui s'accompagnent d'ulcères de la cornée, voient disparaître en même temps l'une et l'autre affection, sans qu'on ait agi sur la seconde d'une façon particulière.

La même chose se passe pour des ulcérations simples survenues à la suite d'un traumatisme, d'une kératite phlycténulaire, d'un abcès de la cornée.

De plus, chez un de ses malades, porteur d'un ulcère cornéen, M. Courseran a constaté que la tension intra-oculaire était au-dessous de la normale (obs. p. 20) ; il l'a traité avec succès par des cautérisations superficielles, ce n'est donc pas en produisant une hypotonie qui existait déjà qu'il l'a guéri.

Le même fait se présente chez la femme opérée par M. Abadie d'une cataracte de l'œil droit (obs. du chap. VIII). La chambre antérieure était déjà ouverte ; la tension intra-oculaire n'était pas exagérée. Cependant la cautérisation ignée a pu seule amener la guérison.

Il est certainement des cas où l'hypotonie ne joue aucun rôle.

M. G. Martin nous dit que, lorsqu'un ulcère se perfore, le malade éprouve un grand soulagement. C'est en effet un fait reconnu et qui se passe principalement dans les kératites intenses occasionnées par des conjonctivites graves, et précisément avec les ulcères serpigineux dont il est question.

Mais tout n'est pas fini avec la perforation. Il faut alors avoir recours au pansement antiseptique le plus rigoureux, aux toniques ; et, sans ce traitement secondaire, on ne verrait pas la cornée se réparer d'elle-même. Du reste cette perforation est suivie bien souvent des phénomènes les plus funestes. L'hypotonie n'est donc pas le remède par excellence.

Je crois avec M. Abadie, que, par la théorie suivante, on peut bien mieux expliquer la question des ulcères serpigineux.

Dans la cornée atteinte de ce genre d'ulcère, *il se produit un processus comparable à celui du phlegmon du tissu cellulaire dans n'importe quelle partie du corps.*

Il se fait entre les lames de la cornée une prolifération d'éléments nouveaux. En même temps apparaissent le gonflement, les phénomènes d'étranglement dans les parties adjacentes, et, par suite, leur mortification.

Ce qui se passe là, est analogue à ce qui a lieu dans le phlegmon diffus dont on n'empêche la propagation que par un seul moyens : les débridements.

Pour combattre un ulcère serpigineux à hypopion, *je crois donc qu'il faut faire le débridement le plus hâtif et le plus complet, et ensuite de grands lavages antiseptiques.*

Voilà pourquoi les cautérisations superficielles échouent ;

pourquoi la transfixion ignée a réussi dans certains cas. Le ferr ouge, entre les mains de M. G. Martin, a débridé les parties malades, diminué la tension intra-oculaire, excité la vitalité de l'œil.

Mais pour atteindre le résultat que l'on recherche, je crois que le procédé de Sœmisch est préférable. On ne peut pas en effet comparer l'incision large et nette qu'il produit à la perforation beaucoup plus localisée du fer rouge. De plus l'incision du professeur de Bonn laisse les lames de la cornée bien détachées les unes des autres et permet aux éléments qui sont entre elles ainsi qu'au pus contenu dans la chambre antérieure de s'écouler plus facilement. Avec le fer rouge, on laisse les lames plus agglutinées, et le passage est plus difficile. Croyez-vous que, dans un phlegmon du bras, des ponctions perpendiculaires faites avec le bistouri produiraient le même effet que les larges incisions classiques ?

Vous m'objecterez que vous ferez une ponction aussi grande qu'on voudra ; mais alors vous produirez une perte de substance déplorable, et un large leucome. Si vous voulez éviter ce leucome vous ferez une petite ouverture et le débridement sera insuffisant.

Le procédé de Sœmisch, au contraire, donne un large passage et une cicatrice linéaire peu gênante pour la vue.

On a dit que l'incision de Sœmisch était suivi de synéchies iriennes ; la chose est rare, et je ne vois pas que la perforation ignée fasse éviter cet accident.

Tout n'est pas fini avec le débridement et l'hypotonie qui en résulte. Il faut faire ensuite de l'antisepsie intus et extra. Celle que fait le fer rouge en perforant la cornée ne suffit pas. Appliquerez-vous de nouveau cet agent thérapeutique ? Ce serait, à plaisir faire des délabrements fâcheux. Empêcherez-vous la plaie de se refermer ? Je réponds que la plaie faite par le couteau est bien plus commode et se prête mieux à tous les détails du pansement que celle qui est due au thermo-cautère.

Enfin, de ce que je viens dire, je conclus que *faire de l'hypotonie n'est pas l'idication principale ; il faut surtout faire un débridement ; et par le moyen de Sœmisch, on le pratique mieux que par le feu. En outre l'un laisse des traces moins gênantes et facilite plus les lavages antiseptiques que ne fait l'autre.*

On objectera peut-être que, dans certains cas où la méthode de Sœmisch a échoué, le fer rouge venant à la rescousse a amené la guérison. A l'appui de cette idée, écoutons M. le Dr Cadel :

« Obs. — J'avais devant moi, dit-il, un homme de 50 ans qui, dès son enfance, avait perdu l'œil droit, et dont le gauche était atteint d'un ulcère vaste, atonique, infiltré de pus tout autour de ses bords, avec hypopion bien remarquable. Il avait été traité par toute sorte d'antiphlogistiques et avec l'atropine. J'ordonnai les bains chauds à la localité ; j'instillai l'ésérine et le chlorydrate de quinine. Je fis des lavages désinfectants et je lui donnai de la quinine par la bouche en recommandant la diète. L'ulcère augmentant et l'hypopion avec lui, je pratiquai l'incision de Sœmisch sans aucun résultat. Bref, il ne me restait qu'un très mince secteur de cornée saine, l'hypopion est à la hauteur de la pupille. Je me résignai à pratiquer la cautérisation ignée. . . . .

. . . .

Le malade n'éprouva aucune douleur, aucune réaction. Le matin suivant l'hypopion était presque en totalité résorbé ; le fond de l'ulcère peu infiltré de pus, le secteur sain de la cornée évidemment augmenté.

En peu de jours, l'ulcère était guéri, et il restait un espace de cornée parfaitement transparente assez large pour pouvoir y pratiquer une iridectomie oblique. »

Que s'est-il passé dans le cas de M. Cadel? Il y avait très probablement une accumulation insolite d'organismes infectieux, et, pour les détruire, il fallait un antiseptique des plus énergiques comme l'est le fer rouge. En outre je me demande si le tempérament du malade était d'une nature très saine.

Quoi qu'il en soit, il ne résulte pas de cette observation que l'incision de Sœmisch n'ait pas fait le plus grand bien chez l'individu dont il s'agit, n'ait réalisé les conditions que je lui attribuais plus haut, mieux que n'eût fait seul le thermo-cautère. Ce dernier a ajouté son action à celle des lavages antiseptiques devenus insuffisants. Et je n'hésite pas à dire :

Appliquez toujours et avant tout, le procédé de Sœmisch. Presque toujours il suffira. Si par extraordinaire, vous n'obtenez pas ainsi la guérison, appliquez le procédé nouveau. L'un complétera l'action de l'autre.

III

DE LA CAUTÉRISATION IGNÉE CONTRE L'ULCUS RODENS.

Mooren, Steinheim, Sœmisch ont décrit une espèce d'ulcères qu'on rencontre très rarement. « Ils commencent sur le bord marginal de la cornée et progressent lentement en s'accompagnant de douleurs violentes. Le bord de l'ulcère où le processus est en voie d'évolution est grisâtre ou jaunâtre ; mais cette zône altérée ne s'étend pas très loin sur le tissu sain. Quant aux parties primitivement envahies, elles se recouvrent peu à peu de vaisseaux. Mais dans aucun cas il ne se produit d'hypopion (1). » Je veux parler de la variété rodens, que l'on confond souvent avec la variété serpens dont elle diffère par une marche beaucoup plus lente.

Jusqu'à ces derniers temps, on ne connaissait pas contre l'ulcus rodens de traitement efficace. Par la cautérisation ignée on le combat avec succès.

Le D* Sattler nous apprend en effet au congrès d'Heidelberg que, tout en appliquant la méthode désinfectante, il s'est efforcé d'en arrêter la marche envahissante par la méthode de M. Martinache. L'application légère et superficielle du fer rouge, dit-il, abrège bien certainement la durée du traitement.

Je n'ai vu aucun ulcère de ce genre et ne puis ajouter d'autres succès à ceux qu'a obtenus M. Sattler. Mais je crois cependant qu'on doit imiter ce chirurgien dans le traitement des ulcères rongeants, ordinairement si rebelles.

IV

DE LA CAUTÉRISATION IGNÉE CONTRE LA KÉRATITE SUPPURATIVE, LES ABCÈS DE LA CORNÉE.

Les abcès de la cornée ne sont pas une maladie dont on n'ait pu triompher jusqu'ici. Mais, par les moyens employés :

1. *Leçons cliniques* de M. Abadie.

procédé de Sœmisch, paracentèse de la chambre antérieure, atropine, etc..., la guérison se fait quelquefois attendre, et l'on ne peut éviter certains inconvénients tels que la perforation de la membrane transparente.

« J'ai voulu savoir, nous dit M. Gayet, si la cautérisation ignée pourrait, tout en facilitant la détersion, permettre d'éviter la pénétration dans la chambre antérieure. Les résultats que j'ai obtenus dans dix cas, sans être absolument concluants, ne laissent pas que d'être encourageants.

Il est évident que la cautérisation ignée facilite la détersion et l'abrège ; toujours elle m'a paru enrayer les accidents rationnels de l'abcès, diminuer la conjonctivite et faire cesser les douleurs péri-orbitaires, les névralgies ; et, quant aux accidents locaux, elle fait disparaître la teinte jaune paille si inquiétante des abcès pour une formation pulpeuse, grisâtre, beaucoup plus rassurante. Elle semble limiter l'abcès, et même, dans une circonstance, il s'est produit un fait dont je n'ai pas encore l'explication, mais très curieux.

Obs. — Il s'agissait d'un abcès de la cornée chez une forte fille de 27 ans. Il occupait les deux tiers de la membrane et présentait une partie centrale déjà soulevée et ramollie ; la teinte des parties était jaune. Au moment où j'ai appliqué sur le centre de l'abcès un cautère assez fort et très rouge, j'ai vu, et tous les assistants en on été frappés comme moi, un liseré de deux millimètres de large des frontières de l'abcès redevenu tout à coup transparent. Il est évident que l'élément qui, répandu entre les lames de la cornée, en causait l'opacité, a été brusquement chassé par une contraction dont je ne m'explique pas la cause.

Enfin j'ai constaté encore que, dans ces formes d'abcès, il ne fallait pas se contenter d'une seule cautérisation, mais revenir plusieurs fois à l'emploi du même moyen, et qu'ainsi on pourrait les conduire à la guérison. »

Voici en quelques lignes quelques cas d'abcès cornéens guéris par le fer rouge, que M. Passerat a recueillis dans le service du professeur Gayet.

Obs. — J. B. Duriat entre à lHôtel-Dieu le 13 août 1876. Il y a trois jours, un de ses yeux a été piqué par un épi de blé. Sur la cornée apparaît un abcès gros comme une tête d'épingle. Rougeur de la cornée ; à la partie centrale de la cornée, opacité d'un blanc laiteux ; léger hypopion ; photophobie, douleurs ; cornée jaune paille.

Le 13 août. — Incision de l'abcès qu'on touche avec l'eau chlorée pendant trois jours.

Le 18 août. — Trois pointes de feu sur la partie moyenne de la cornée.

Le 19. — La cornée a perdu sa coloration jaune paille et en prend une plus franchement grise.

Le 20. — L'ulcère monte et forme dans sa marche un bourrelet saillant. Cautérisation ignée de ce bourrelet.

Le 22. — L'ulcère monte encore, et le bourrelet persiste sur son bord. Nouvelle cautérisation sur ce point.

Le 29. — L'ulcère est enrayé. Nouvelle pointe de feu.

Le 7 septembre. — La cornée est guérie.

Obs. — Marie Habassé, dévideuse, entre le 19 août 1876 à l'Hôtel-Dieu.

Fréquentes ophtalmies dans le jeune âge ; depuis ce temps sensibilité excessive des yeux.

Il y a trois semaines, sans cause appréciable, elle a éprouvé de la douleur à l'œil gauche. Elle s'est ensuite aperçue qu'elle avait sur la cornée une tache pour laquelle elle entre à l'hôpital.

Douleurs périorbitaires, blépharite et conjonctivite ; chémosis léger.

A la partie inféro-médiane de la cornée, collection purulente en train de se former ; ramollissement de la membrane ; pas d'hypopion.

Jusqu'au 26 août on emploie en vain un traitement simple ; l'état de l'œil a empiré. On cautérise alors l'abcès au fer rouge.

Le 28 août. — L'abcès s'est affaissé ; nouvelle pointe de feu.

Le 1er septembre. — L'abcès se déterge ; vaisseaux nouveaux. Guérison le 15 septembre avec leucome.

Obs. — Marie Julliard entre à l'hôpital le 4 juin 1877 — 41 ans.

Il y a 24 ans elle a perdu l'œil gauche probablement à la suite d'un abcès de la cornée.

Depuis quinze jours elle éprouve à l'œil droit une douleur dont elle ignore la cause. Aujourd'hui la vue est nulle.

4 juin — Abcès au centre de la cornée ; hypopion. — Incision de Sœmisch.

5 juin — L'abcès n'a pas grandi ; la chambre antérieure est diminuée ; on aperçoit une fusée purulente à la partie inférieure de la cornée ; cautérisation ignée.

6 juin. — Détersion prononcée de la plaie ; cautérisation nouvelle.

7 juin. — Détersion plus grande ; une pointe de feu.

9 juin — Nouvelle cautérisation.

15 juin. — Guérison.

Obs. — Antoinette Simeau, 66 ans, entre à l'hôpital le 4 juin 1877.

Piqué par un épi de blé ou une herbe quelconque, un de ses yeux est malade depuis quinze jours. Conjonctivite ; photophobie ; douleurs ; diminution de la vue. Abcès de la cornée. Procédé de Sœmisch.

5 juin. — Quelques pointes de feu sur l'abcès.

6 juin. — Amélioration ; nouvelle cautérisation.

7 juin. — Hernie de l'iris qu'on excise avec les ciseaux, détersion suffisante.

9 juin. — Deux pointes de feu ; lavages à l'eau chlorée.

25 juin — Vaisseaux nouveaux ; guérison.

Obs. — Cusset Guillaume entre à l'Hôtel-Dieu le 21 juin 1877.

Un débris de terre a frappé son œil droit, tache sur la cornée ; diminution de la vue. Abcès évident. Cautérisation ignée ; lavages à l'eau chlorée.

22 juin. — Cautérisation nouvelle.

23 juin. — Vaisseaux nouveaux ; une pointe de feu.

L'abcès est en bonne voie de guérison.

M. Passerat a publié d'autres observations ; j'ai choisi les principales qui me paraissent suffisantes. Moi-même j'ai recueilli la suivante :

Obs. — Le 22 octobre 1881, on amène à la clinique de M. le Dr Carré un enfant âgé de quatre ans, Émile Bronoel.

Le petit malade est atteint d'impétigo à la région temporale gauche ; il est scrofuleux.

Le jour de son arrivée, il présente une phlyctène à la partie inféro-interne de la cornée gauche. Une infiltration purulente se produit, partant de la phlyctène, se dirigeant vers le centre de la cornée.

La formation d'un abcès est évidente.

Le 24 octobre. — L'abcès semble rétrocéder. M. Carré avait songé à l'ouvrir avec le fer rouge, mais il ne le fait pas à cause de la bonne marche que paraît prendre la lésion.

Le 29 octobre. — L'abcès s'est largement ulcéré, et l'ulcère semble vouloir s'étendre ; l'infiltration purulente se propage. M. Carré applique une pointe de feu au centre de la lésion. Il nous fait alors remarquer qu'il aurait mieux valu ouvrir l'abcès dès le début avec le cautère, car on aurait obtenu un leucome beaucoup plus petit que celui qui restera.

Le 31 octobre. — Il s'est produit de l'iritis et il y a hypopion.

Le pus contenu dans la chambre antérieure a été produit certainement par l'iritis qui avait probablement déjà commencé un ou deux jours auparavant, et qu'on n'avait pas diagnostiquée.

D'ailleurs les lésions de la cornée sont très améliorées ; l'infiltration purulente a disparu ; l'ulcère est en voie de guérison.

Le 3 novembre. — L'hypopion n'existe plus ; l'iritis n'est presque plus apparente ; la cornée va de mieux en mieux.

Au chapitre relatif à la kératité phlycténulaire je rapporte une autre observation de fusée purulente de la cornée ; j'y renvoie le lecteur.

De ce qui précède, je ferai ressortir que la cautérisation ignée a triomphé dans certains cas où tout autre traitement eût peut-être échoué ; qu'elle est plus facile à pratiquer que les opérations classiques ; qu'elle active vivement la résorption et la cicatrisation ; qu'elle arrête les complications que la maladie pourrait occasionner dans l'intérieur de l'œil ; qu'enfin elle hâte la guérison de la maladie à laquelle a succédé l'abcès, la kératite phlycténulaire par exemple.

Journellement on doit donc faire usage de la cautérisation ignée contre les kératites suppuratives, à quelque période qu'elles soient.

V

DE LA CAUTÉRISATION IGNÉE CONTRE LA KÉRATITE PHLYCTÉNULAIRE.

Les phlyctènes placées sur la cornée ou à cheval sur la cornée et la conjonctive cèdent ordinairement à l'emploi de la pommade au précipité jaune ou du calomel ; mais quelquefois leur guérison se fait longtemps attendre et elles aboutissent à la formation d'abcès ou d'ulcérations de la membrane transparente.

J'ai montré que la cautérisation ignée triomphe de ces complications ; mais ne vaudrait-il pas mieux les empêcher de se produire en hâtant la terminaison des phlyctènes qui traînent en longueur ?

Le procédé de Martinache présente cet avantage. M. le Dr Legroux a publié en effet dans la France médicale de nombreuses observations de phlyctènes de la conjonctive et de la cornée guéries par le fer rouge.

De son côté M. le D. Carré, par le même moyen, a obtenu des succès réels dans des cas analogues. J'en citerai un exemple nouveau :

Obs. — Le 20 octobre 1881 on amène à la clinique de M. Carré un enfant âgé de onze ans, Victor Schiernitzaur.

Ce petit malade a un tempérament scrofuleux et se plaint depuis plus d'une semaine de douleurs de l'œil gauche.

M. Carré l'examine et constate la présence d'une phlyctène à la partie inféro-interne de la cornée. Autour de cette phlyctène, la cornée est légèrement trouble comme si un abcès allait se former. On instille de l'atropine, on applique des compresses chaudes et un bandeau compressif ; depuis longtemps déjà l'enfant prend de l'huile de foie de morue et du vin de quinquina.

Le lendemain une fusée purulente dirigée obliquement en haut et en dehors part de la phlyctène. M. Carré applique une pointe de feu au centre de la petite tumeur. La douleur cesse immédiatement.

Le 25 octobre l'abcès avait rétrocédé et la phlyctène disparu presque entièrement.

Le 31 octobre la cornée était complètement éclaircie ; la phlyctène était remplacée par une petite cicatrice opaque qui peu à peu se dissipera.

Les résultats acquis me permettent donc de dire : Quand on a affaire à une kératite phlycténulaire *grave*, c'est-à-dire une kératite qui au lieu de céder à l'action de la pommade au précipité jaune, du calomel, de l'atropine, des compresses chaudes, des toniques, menace de se compliquer d'abcès ou d'ulcération, il faut avoir recours à la cautérisation ignée.

VI

DE LA CAUTÉRISATION IGNÉE CONTRE LE STAPLYLOME OPAQUE

Lorsque le staplylome s'étend à toute la cornée, que la vision ne peut plus être rétablie par une iridectomie, et que des phénomènes d'irritation dans le milieu de l'œil sont imminents, il est indiqué de faire l'ablation du segment antérieur. Mais tant que la cornée n'a pas été complètement détruite, qu'il reste un certain degré de vision ou que la création d'une pupille artificielle permet d'espérer de la rétablir, il faut s'efforcer de ne pas sacrifier l'organe. On excise alors avec des ciseaux, ou coupe les tissus qui font hernie pour prévenir l'apparition d'un processus glaucomateux et d'autres accidents graves. Cette opération donne souvent de bons résultats. Mais dans certains cas le chirurgien est fort embarassé et il hésite entre ce procédé et celui de Critchett. En effet, si la partie saillante a atteint un grand développement, on fera, en la supprimant, une ouverture béante qui donnera issue à l'iris et même au cristallin. On enlèvera un lambeau très large de la cornée qui ne pourra reprendre sa forme primitive et deviendra impropre pour la vision. L'œil sera perdu.

D'autres fois, l'excision ayant été faite avec succès, on

ne pourra éviter la récidive. Enfin, dans tous les cas, les bords de la plaie auront de la tendance à s'écarter ; la cicatrisation se fera difficilement ; l'échec sera inévitable. A l'appui de ce que j'avance, voici deux observations inédites que M. le docteur Abadie a bien voulu me communiquer.

Obs. — Au mois de septembre 1880, on amena à ma clinique un enfant de 8 ans atteint de perforation de la cornée de l'œil gauche avec hernie staplylomateuse de l'iris.

L'affection remontait à un mois environ. En raison des antécédents strumeux, d'une éruption impétigineuse siégeant au pourtour des narines et sur la lèvre supérieure, tenant compte des phénomènes morbides qui avaient évolué du côté de l'œil depuis le premier moment de l'apparition de la maladie, il était facile d'établir un diagnostic rétrospectif. Il y aurait eu une ulcération de la cornée peut-être consécutive à une pustule cornéenne mal soignée. Cette ulcération avait creusé en profondeur, déterminé une perforation et finalement un prolapsus de l'iris. Au moment de l'examen du malade, il existait une irritation considérable car on n'avait fait aucun traitement ni appliqué de bandeau compressif. Aussi la hernie de l'iris constamment exposée à l'air s'était enflammée, vascularisée, et formait un petit champignon comparable à un bourgeon charnu. En outre rien ne s'opposait à l'action de la tension intra-oculaire ; l'iris était refoulé contre la cornée, et la chambre antérieure peu profonde. Sur le pourtour du staplylome irien, la cornée un peu ramollie et infiltrée cédait à la tension intra-oculaire et prenait une forme conique. Évidemment si les choses eussent été abandonnées à elles-mêmes, le staplylome aurait pris des proportions plus considérables. Il fallait y porter remède. Je me décidai à exciser le prolapsus de l'iris qu'on ne pouvait songer à réduire. J'appliquai le bandeau compressif, et je fis des instillations d'ésérine toutes les quatre heures. En outre j'ordonnai un traitement général, huile de foie de morue, extrait de quinquina, iodure de potassium à la dose de 20 centigrammes par jour.

Le lendemain et les quatre ou cinq jours qui suivirent l'opération,

le résultat semblait parfait ; l'aspect général de la cornée était meilleur ;
cette membrane avait repris sa configuration et sa forme normales.
L'iris avait été parfaitement excisé au ras de la plaie, et on ne voyait
à ce niveau qu'un petit point noirâtre. Les instillations d'éserine et
l'application du bandeau compressif furent continuées.

Tout semblait aller pour le mieux, quand, vers le huitième jour
après l'opération, un nouveau prolapsus commença à se produire au
niveau de la plaie, faisant saillie à la surface de la cornée, atteignant
bientôt le volume d'une tête d'épingle de moyenne grosseur. En outre,
la cornée recommençait à devenir conique. Il était évident que le staphylome allait se reproduire. Je me décidai alors, le prolapsus ayant
tendance à s'augmenter, à faire une nouvelle excision. Il en advint
comme pour la première, c'est-à-dire succès momentané. Mais au bout
de quelques jours il y avait tendance à la récidive. J'étais fort embar-
rassé et me trouvais un peu désarmé lorsque M. le Dr Lesbiny qui
suivait alors mes cliniques me conseilla de toucher le prolapsus avec
le thermo-cautère. Cette idée me séduisit et je la mis en exécution
séance tenante. Je détruisis complètement le prolapsus avec le fer rouge
que j'enfonçai un peu dans la plaie. Cette opération eut les suites
les plus simples et il n'y eut pas de récidive.

L'enfant a été suivi pendant deux mois environ, et, la dernière
fois que je le vis, la hernie staphylomateuse ne s'était pas reproduite.
Il ne restait qu'un enclavement de l'iris dans la plaie cornéenne.

Il est incontestable que le fer rouge ait présenté de grands
avantages dans le cas précédent. Il est possible que, par
le bandeau compressif et les instillations d'ésérine, on eût
pu obtenir la guérison ; mais ce n'est pas certain et il aurait fallu attendre bien longtemps. De plus, le thermo-
cautère a produit une rétraction intense des parties incisées
et non une plaie à bords lâches, et enfin une irritation formatrice favorable au travail cicatriciel. Il a suffi de pratiquer une iridectomie chez le petit malade dont il a été

question pour lui rendre une vision assez convenable de l'œil malade.

Obs. — Au mois d'octobre 1880, se présenta à ma clinique une petite fillette de 8 ans, lymphatique, atteinte d'un staplylome considérable à la partie inféro-interne de l'œil droit. La cornée était largement perforée, et il s'était formé une masse de tissu vasculaire composée de vestiges de la membrane transparente et d'iris enflammé ; le tout formait une tumeur staphylomateuse à cheval sur la cornée et la sclérotique et atteignant le volume d'un pois ordinaire. Les deux tiers supéro-externes de la cornée restaient seuls transparents ; mais ils étaient déformés et soulevés au voisinage de la tumeur. Celle-ci intéressait si complètement le segment antérieur de l'œil qu'il était difficile de présumer qu'elle pourrait disparaître sans l'ablation de ce segment. Pendant deux jours je me demandai s'il ne fallait pas pratiquer cette opération.

En enlevant en effet avec un instrument tranchant un staphylome si étendu, on devait pratiquer une large ouverture par laquelle sortiraient le cristallin et même le corps vitré, la région ciliaire étant forcément intéressée.

Pourtant, avant de faire cette opération, je résolus d'attaquer la tumeur avec le galvano-cautère, espérant en obtenir l'affaissement par des tentatives répétées. Après avoir endormi la petite malade avec le chloroforme, je cautérisai la portion la plus inféro-interne du staphylome, celle qui empiétait sur la sclérotique. Je pratiquai quatre pointes de feu avec l'aiguille rougie ; la réaction fut insignifiante. Dès le lendemain on pouvait constater déjà que le staphylome, au niveau des points touchés, s'était notablement affaissé.

J'appliquai le bandeau compressif et je fis des instillations d'ésérine. Au bout de dix jours je pratiquai quatre nouvelles pointes de feu, en me rapprochant des parties plus centrales de la cornée. Il se produisit un nouvel affaissement de la cornée. Quinze jours après je répétai les cautérisations sur les parties encore proéminentes, plus près du centre de la membrane transparente. Une nouvelle amélioration, en résulta. Il se forma sur toute l'étendue occupée par le staphylome une cicatrice noirâtre qui semblait assez solide pour résister à la tension intra-oculaire. La saillie qui dans les premiers jours était assez prononcée pour empêcher les mouvements des paupières avait disparu.

L'iris avait été tellement entraîné dans la plaie cornéenne que l'ouverture pupillaire était supprimée. Une iridectomie a été faite en haut. Enfin deux mois après le début du traitement, la petite malade voyait assez bien pour compter les doigts qu'on présentait devant l'œil que j'avais soigné.

Dans ce second cas, la cautérisation ignée a présenté encore plus d'avantages que dans le premier. Grâce à elle en effet on a pu conserver un œil et lui rendre en partie ses fonctions physiologiques, tandis qu'il aurait fallu le sacrifier si on avait voulu suivre les indications classiques.

Entr'autres cas où j'ai vu M. Dr Abadie triompher, par la nouvelle méthode, de staphylomes partiels de la cornée, j'ai recueilli le suivant :

Obs. — Au mois de septembre 1881 on amène à la consultation de M. Abadié un enfant âgé de 5 ans, Auguste Pichot. Longtemps auparavant il a eu une double ophtalmie purulente qu'on a traitée avec beaucoup de négligence. A la suite de cette maladie, il a complètement perdu l'œil droit où l'on ne trouve pas la moindre trace de perception lumineuse. La cornée de l'œil gauche a été perforée et il s'est produit une hernie de l'iris, une tumeur staphylomateuse du volume d'un pois ordinaire. La membrane transparente a une forme conique ; elle est opaque presque en totalité ; mais l'œil est sensible à la lumière.

La tumeur est assez grosse pour empêcher les paupières de se fermer. L'enfant commence à souffrir de cet œil ; il se produit un processus glaucomateux à cause des tiraillements que subit l'iris. Que faire? L'autre œil est déjà perdu ; celui-ci est en voie de subir le même sort. Faut-il exciser le staphylome avec l'instrument tranchant ? Mais la tumeur est trop grosse pour que cette opération puisse donner un bon résultat. Le procédé de Critchett complétera la cécité de cet enfant. Devant cette alternative, M. Abadie se décide à employer la cautérisation ignée. Après avoir endormi le petit malade, il pratique, le 20 septembre 1881, deux pointes de feu sur la partie proéminente. Le lendemain elle s'était notablement affaissée ; la plaie était rétractée et noirâtre ; on avait appliqué le bandeau compressif et instillé de l'ésérine. Quelques jours après, une nouvelle cautérisation fut faite. Enfin, au commencement du mois d'octobre j'ai revu cet enfant ; la plaie était absolument ratatinée ; l'affaissement du staphylome était complet ; une cicatrisation solide s'effectuait.

Depuis longtemps déjà, M. Martinache a expérimenté sa méthode contre le staphylome opaque, comme le prouve l'observation suivante :

Obs. — Prolapsus iridien se reproduisant après deux excisions consécutives et guéri par une application du cautère actuel.

2 octobre 1873. — Un jeune homme de 20 ans a, depuis longtemps, souffert de granulations de la conjonctive qui ont amené des complications cornéennes. Du côté gauche, il existe, vers le milieu du rayon vertical supérieur, à la cornée, une perforation avec prolapsus de l'iris d'un millimètre et demi de base et d'un millimètre de hauteur.

Je pratique une excision complète de ce prolapsus qui se reproduit en quelques jours malgré l'usage répété de l'atropine. Nouvelle excision suivie bientôt encore de la reproduction du prolapsus.

10. — Une pointe de feu au sommet du prolapsus qui est à l'instant réduit au niveau de la surface cornéenne, à la grande satisfaction du malade qui se sent mieux immédiatement.

11. — Toute trace de prolapsus a disparu ; le staphylome iridocornéen consécutif est parfaitement aplati au centre où il y a une plaie pigmentaire ; à la périphérie il est un peu saillant par suite de l'infil-

tration du tissu cornéen qui entourait la perforation. Toute la surface du staphylome est finement rugueuse. Le malade se sent tellement bien qu'il demande à partir pour la campagne.

13. — *Le staphylome est aplati et couvert d'épithélium dans toute son étendue.*

La rétraction de la pupille pendant ces prolapsus répétés a été insignifiante, et elle est restée telle après la guérison.

Sans faire d'autres commentaires, je crois avoir démontré, par les quatre observations que je viens de rapporter, la grande valeur de la cautérisation ignée contre le staphylome opaque partiel.

VII

DE LA CAUTÉRISATION IGNÉE CONTRE LE STAPLYLOME PELLUCIDE.

Le staphylome pellucide encore appelé kératocone et kératoglobe est caractérisé par la projection en avant de la cornée qui affecte une forme conique et présente presque toujours, à son sommet, une légère opacité.

L'indication thérapeutique est de diminuer cette courbure en produisant une perte de substance sur le sommet du cône ; d'où rétraction cicatricielle et aplatissement de la cornée. On cherche aussi à diminuer la tension intra-oculaire contre laquelle ne peut lutter la membrane transparente.

Pour atteindre ces deux résultats, il est de règle aujourd'hui d'enlever avec une couronne de trépan une rondelle de la cornée, et de pratiquer une iridotomie. Mais pour faire cette opération, il faut avoir un outillage tout particulier et une habileté assez grande. C'est en somme un procédé compliqué. Aussi a-t-on cherché à le remplacer par la cautérisation ignée.

On emploie aussi la méthode de de Graefe : râclage et cautérisation par le nitrate d'argent.

Mais elle peut entraîner un grave inconvénient, celui de laisser s'introduire dans la cornée des particules métalliques capables de troubler la vision. De plus, l'œil peut rester longtemps irritable et M. Gayet a même vu un cas d'iritis survenir dans ce cas. Ce sont là des accidents que prévient la méthode de M. Martinache, comme nous allons le voir.

Au congrès d'Amsterdam, le 11 septembre 1879, M. Gayet nous disait :

Obs. — Sur un malade qui présentait un double kératocone $\left(S = \dfrac{1}{60}\right)$ l'œil droit fut traité par la méthode de de Graefe et subit deux opérations à un mois d'intervalle. L'acuité visuelle remonta à $\dfrac{1}{20}$. L'œil gauche fut traité par la cautérisation ignée. La cornée fut perforée ; un jet d'humeur aqueuse éteignit le fer, et le cristallin vint se placer contre la cornée. Cet œil présenta immédiatement après l'opération une acuité de $\dfrac{1}{30}$ qui remonta plus tard à $\dfrac{1}{6}$. L'excitation produite fut minime ; le malade se servit de verres concaves et la vision fut réellement satisfaisante.

Obs. — Chez un jeune homme atteint de kératocone également, soit que le cautère fût moins chaud ou que la cornée fût moins épaisse

que dans l'autre cas, la cautérisation ne porta que jusqu'à une cer-
taine profondeur; il n'y eut pas perforation. L'œil resta irritable
pendant un mois, mais l'acuité visuelle qui, avant l'opération, était
de $\frac{1}{100}$ remonta à $\frac{24}{100}$.

Voici une observation plus intéressante que rapporte
M. le Dr Passerat.

Obs. — Eugène Comte, âgé de 23 ans, cuisinier, entre à l'Hôtel-Dieu de Lyon pour un écoulement d'oreille et non pour le kératocone dont il est atteint et qu'il croit incurable. Personne dans sa famille
n'a eu cette maladie; sa vue, qui n'a jamais été bonne, est allée en
baissant du côté droit depuis six ans. Auparavant, si l'on s'en tient à
son affirmation, il n'a pas eu d'affection oculaire, pas de tache sur la
cornée.

A son arrivée à l'hôpital le 13 février 1877 il dit ne pas voir de
l'œil droit pour se conduire, tandis que l'œil gauche est normal sous
tous les rapports. On observe, à droite, un strabisme en dehors assez
marqué; la cornée est fortement conique, la base du cône très large,
le cône lui-même transparent. Si on presse l'œil à travers les paupières, on constate une résistance moins forte du côté atteint que du
côté gauche.

Le malade ne peut arriver à lire qu'en fermant l'œil droit, et il incline instinctivement la tête sur l'épaule droite. Avec l'œil atteint, il ne
peut distinguer aucun caractère de l'échelle de Snellen; mais, avec le
trou d'épingle, il distingue le numéro 18 à 0^m,60.

20 février. — Cautérisation du sommet du cône avec une aiguille
à bas rougie à la lampe à alcool après anesthésie au chloroforme. Le
blépharostat étant appliqué, on fixe l'œil avec une pince à griffes et
l'on applique la pointe une seule fois. Suites immédiates simples. Après
la cautérisation, on fait l'occlusion des deux yeux et le malade se re-
couche.

Pendant la journée il se plaint de douleurs, de cuisson; mais il y a
peu de réaction.

Le 21. — La conjonctive est rouge ; mais la cornée ne présente aucune trace d'inflammation.

Le 23. — Le point cautérisé paraît blanc ; le cône ne fait pas autant de saillie.

Le 27. — Le malade lit à l'œil nu le numéro 36 à $0^m,52$.

2 mars. — Il lit le numéro 36 à $1^m,06$.

Le 5. — Il lit le numéro 36 à 1^m05.

Le 7. — On ne trouve plus de traces de l'application du fer rouge ; la cicatrisation est complète ; on n'observe qu'un léger nuage au point cautérisé. Application de deux pointes de feu après avoir produit l'anesthésie. On place un bandeau compressif comme la première fois. Quant aux suites, elles sont simples ; la réaction s'est montrée les premiers jours, mais elle a rapidement disparu.

Le 21. — Le malade lit le numéro 6 à $0^m,50$.

12 avril. — Anesthésie au chloroforme et application de trois pointes de feu sur le sommet du cône. Sur la demande du malade, on ne place pas le bandeau compressif ; on se contente de mettre des compresses mouillées sur l'œil.

Le 13. — Le malade dit avoir beaucoup moins souffert ; il ne ressent de la douleur que lorsqu'il remue les paupières ; la réaction inflammatoire est assez marquée.

Le 15. — La douleur et l'inflammation ont complètement disparu.

Le 16. — Facette au point cicatrisé qui présente une tache blanchâtre ; contours peu nets ; plus de douleurs ni de rougeur.

Le 20. — Même état. Le malade fait remarquer que les symptômes d'astigmatisme qui le gênaient ont beaucoup diminué.

Le 24. — Le trouble n'a pas diminué ; il existe sur le point cicatrisé une zône nuageuse qui gêne la vision du malade ; il prétend en effet voir les lettres de l'échelle de Snellen comme à travers un brouillard ; il lit le numéro 6 à $0^m,25$.

Le 29. — Il lit le numéro 35 à 3,25 ; le numéro 24 à 2,50 ; le numéro 18 à 2 mètres ; le numéro 6 à 0,30.

Le 30. — Il lit le numéro 6 à 0,40.

10 mai. — Le brouillard à travers lequel le malade voyait les objets

s'éclaircit de plus en plus. La tache produite par la cautérisation diminue et se limite ; l'acuité visuelle est la même ; le cône existe toujours, mais il est sensiblement moindre.

1er juin. — Après une affection catarrhale qui le tint au lit pendant une dizaine de jours, le malade se disant assez amélioré, demande à sortir de l'hôpital. Il n'a presque plus de strabisme du côté droit. La trace des cautérisations a beaucouup diminué ; il ne reste plus qu'une tache de la largeur d'une tête d'épingle, à bords bien limités et offrant un poli parfait. Le cône existe encore un peu, mais il est beaucoup amoindri ; son sommet offre une petite facette. La vision est bonne : le malade ne se plaint plus de symptômes d'astigmatisme ; il peut lire des deux yeux sans incliner la tête du côté droit comme autrefois. Il lit le numéro 6 de l'échelle de Snellen à 0,50 ; le numéro 18 à 3,50 sans difficulté de l'œil droit, et les objets ne lui paraissent plus dans un brouillard.

M. le docteur Cadel tenait ce langage au congrès de Milan en 1879 :

« Je pratiquai la cautérisation ignée dans deux cas de kératocone et j'obtins deux résultats très satisfaisants, si on fait exception d'une petite adhérence de l'iris, conséquence de la perforation de la cornée par une cautérisation trop profonde. Je dois ajouter que la cornée, à l'instant même de la cautérisation, reprend les courbures et les dimensions normales. »

Dans les mêmes circonstances, M. le D. Martini nous apprenait qu'il employa la cautérisation ignée avec succès dans un cas de kératoglobe. Il pratiqua la cautérisation en haut et à l'extrémité du cône, et, un mois après, il put se convaincre que la myopie de courbure de la cornée avait disparu ; il restait seulement un petit lencome correspondant au point touché avec le fer rouge.

Enfin M. Gayet disait que le lencome qui suit la cautérisation ignée est moins important que celui que produit le procédé de de Graefe.

Il se demandait en outre si, dans le traitement du kératocone, il ne fallait pas ériger la perforation de la cornée en règle générale.

Sans discuter ce point de la question, je terminerai en classant la cautérisation ignée parmi les meilleurs moyens de traitement du staphylome pellucide.

VIII

DE LA CAUTÉRISATION IGNÉE CONTRE LES ACCIDENTS CONSÉCUTIFS A L'INFECTION PAR UN LIQUIDE SEPTIQUE D'UNE PLAIE ARTIFICIELLE DE LA CORNÉE.

Obs. — Mme Renault, âgée de soixante-trois ans, se présente à la clinique de M. le D. Abadie le 25 août 1881. Elle est atteinte d'une double cataracte.

Elle paraît jouir d'une bonne santé ; toutefois elle porte, à un centimètre au dessous du rebord orbitaire du côté droit, un petit cancroïde dont la surface ulcérée offre un aspect sanieux.

Le jour de son arrivée elle a été opérée de l'œil gauche. Dix jours après on l'opère de l'œil droit sans la moindre difficulté. On fait le pansement avec une solution boratée et on applique le bandeau compressif.

Le lendemain, 26 août, la malade se plaint de douleurs violentes de l'œil droit. On constate un commencement de kérato-conjonctivite. Le globe oculaire est gonflé. Là plaie cornéenne suppure et se confond en une teinte jaunâtre avec le reste de la cornée qui est déjà ramollie. Il n'existe pas de limite nette entre la partie malade et la partie saine. M. Abadie prescrit l'application de cataplasmes de fécule, de compresses trempées dans une solution boratée, des instillations d'ésérine et des pulvérisations avec une solution saturée d'acide borique tous les quarts d'heure.

27 août. — Les symptômes de la veille sont plus prononcés. De la plaie cornéenne part une ulcération recouverte de pus ; la cornée menace de se perforer ; même traitement.

30 août. — Tout n'a fait qu'empirer ; M. Abadie constate un commencement d'irido-cyclite ; les douleurs sont intolérables ; *imminence d'un phlegmon de l'œil.*

Devant l'impuissance du traitement institué d'abord, M. Abadie se décide à employer la cautérisation ignée. Il pratique assez profondément quatre pointes de feu.

31 août. — Une amélioration surprenante s'est produite. Le changement des parties malades a été radical. L'ulcère semble ratatiné, séché, et forme comme un magma complètement indépendant. La cornée reprend son éclat.

La suppuration a cessé ; les douleurs sont supprimées. Enfin le processus pathologique est enrayé et il semble avoir déjà rétrocédé. On fait un pansement boraté.

5 septembre. — On fait une nouvelle cautérisation.

23 septembre. — La malade quitte Paris. La guérison est à peu près complète. La perte de substance se répare rapidement. La moitié de la cornée est transparante, et on pourra plus tard, avec fruit, faire une iridectomie.

Que s'était-il passé pour qu'une pareille dégénérescence envahît l'œil droit ?

Certainement, si l'on considère les progrès rapides du mal, on ne peut douter que la nature n'en fût obsolument septique.

M. Abadie n'hésite pas à dire qu'il s'était produit une inoculation des matières puriformes qui suintaient à la surface du cancroïde dont j'ai déjà parlé. En faisant un pansement peut-être un peu à la légère, la chose était facile.

J'ai pensé que ce fait méritait d'être signalé, car je suis certain qu'aucun moyen thérapeutique n'eût pu triompher des graves accidents qui s'étaient déclarés chez la malade de M. Abadie, comme l'a fait le fer rouge. Sans ce nouveau procédé, l'œil eût été complètement perdu, et je crois qu'on devra en user dans tous les cas analogues à celui que je viens de rapporter.

IX

DE LA CAUTÉRISATION IGNÉE CONTRE LA KÉRATITE VASCULAIRE, LA KÉRATITE PARENCHYMATEUSE ET LES LEUCOMES

On distingue deux espèces de pannus : le *pannus tenius* et le *pannus crassus ou trachomateux.*

Le premier se développe secondairement dans le courant d'une kératite ulcèreuse ou phlycténulaire etc... ou primitivement chez les scrofuleux ; l'autre apparaît principalement dans le courant des conjonctivites granuleuses.

L'un guérit souvent seul, ou facilement à l'aide de la pommade au précipité jaune et des toniques.

L'autre demande un traitement plus énergique ; l'obstacle à la guérison provient de la présence, dans l'épaisseur de la cornée, de vaissaux de nouvelle formation ; aussi cherche-t-on à les détruire.

Pour cela on fait la tonsure de la conjonctive, c'est-à-dire l'ablation avec des ciseaux courbes de cette muqueuse tout

autour de la cornée ; enfin on a proposé d'inoculer du pus
blennorrhagique. Je crois que la cautérisation ignée peut
avoir une action très heureuse contre ces deux espèces de
kératites vasculaires.

En lisant en effet les observations de M. Martinache que
j'ai résumées au commencement de cette thèse, on voit que le
chirurgien américain a eu quelquefois affaire à des kératites
ulcéreuses compliquées de *pannus tenius*. Je ferai remarquer que le fer rouge en triomphant de la lésion primitive
contre laquelle il était spécialement dirigé a amené la guérison de la lésion secondaire dont je m'occupe. Il me paraît donc démontré que la cautérisation ignée est un nouveau moyen très efficace contre la kératite vasculaire simple.

Mais il me semble que ce mode de traitement offrirait
encore plus d'avantages contre le *pannus crassus*. Il agirait
en effet d'une façon plus nette, plus limitée et en même
temps plus radicale que le crayon de nitrate d'argent qu'on
a employé. Quant à la tonsure de la conjonctive, ne la
ferait-on pas d'une manière plus facile, plus régulière,
plus profonde, plus rapide, d'une main plus sûre, avec le
fer rouge qu'avec les ciseaux ou un autre instrument tranchant ? Pour ce qui est de l'inoculation du pus blennorrhagique, ne doit-on pas hésiter à donner à un œil qui n'en
est pas atteint une conjonctivite purulente des plus intenses ? C'est un moyen suprême qu'on pourrait peut-être
remplacer avec succès par la cautérisation ignée. Je crois
donc qu'on devrait substituer le procédé nouveau aux procédés qui sont aujourd'hui en usage ; et je suis d'autant
plus invité à soutenir cette opinion que M. le professeur

Trélat disait en 1877 au congrès d'Amsterdam : « Je ne suis pas effrayé de ces cautérisations qui me paraissent devoir être utiles lorsqu'on veut guérir un pannus rebelle. »

M. Martinache, poursuivant l'expérimentation de sa méthode, l'a employée contre la *kératite parenchymateuse*. « Convaincu, dit-il, de l'innocuité de ce moyen, j'ai été conduit à en faire l'essai dans un cas de kératite parenchymateuse. Une fois, un mouvement intempestif du malade a été suivi d'une cautérisation de quatre à cinq millimètres carrés de la partie supérieure de la cornée ; je craignais des suites fâcheuses, mais il n'en fut rien ; le malade souffrit pendant quelques heures et rien de plus. Disons en passant que, quarante-huit heures après une application phériphérique, la cornée me parut plus claire ; cette opinion fut partagée par un observateur, et cependant je me suis pris à douter du fait, si surprenant que je ne pouvais le croire possible. Le traitement se continue, et l'observation sera publiée ultérieurement. » Je me borne à cette simple citation. N'ayant rien lu de plus sur les effets de la cautérisation ignée contre la kératite parenchymateuse, je n'avancerai aucune conclusion à ce sujet. Enfin le chirurgien américain nous apprend qu'il s'est servi du fer rouge contre le *leucome* ; j'ignore les résultats qu'il a obtenus. Je mentionne le fait pour diminuer le plus possible le nombre des lacunes qu'on trouvera dans ce petit travail ; mais je ne saurais, sur cette question, entrer dans aucun développement.

X

DE LA CAUTÉRISATION IGNÉE CONTRE LES HERNIES SIMPLES DE L'IRIS

Lorsqu'on pratique une iridotomie, une iridectomie, une opération de cataracte, il se produit quelquefois, au bout de quelques heures, un enclavement de l'iris entre les lèvres de la plaie cornéenne. La hernie ainsi formée est ordinairement grosse comme une tête d'épingle ; elle peut avoir un volume plus grand. Il est urgent de supprimer cette petite tumeur qui, soit qu'elle reste stationnaire, soit qu'elle augmente, expose le malade à de fâcheux accidents. Elle peut être suivie en effet de déformation de la pupille, de la cornée, de phénomènes d'irritation. Enfin elle constitue aussi une infirmité disgracieuse. Ordinairement on l'excise avec des ciseaux. Mais ce procédé n'empêche pas les récidives ; de plus, il est des cas où il est presque impossible de saisir la petite tumeur. Quelquefois même, pendant l'opération, l'iris tiraillé se déchire et l'on ne fait que de la mauvaise besogne.

Vers le mois de juillet 1880, M. Abadie a substitué le fer rouge au ciseau et il n'a eu qu'à se louer de cette innovation. Par le galvano-cautère, on supprime la partie herniée d'une façon plus complète qu'avec l'instrument tranchant ; on évite de tirailler l'iris ; on atteint la tumeur quelque petite qu'elle soit ; on active la cicatrisation de la plaie et l'on prévient ainsi la récidive.

M. le Dr Carré, procédant de la même manière que
M. Abadie, a obtenu aussi d'excellents résultats. C'est à sa
clinique que j'ai recueilli l'observation suivante :

Obs. — Mme Langier, concierge, demeurant rue du Pont-Saint-Louis,
se présente au mois de mai 1881, à la clinique de M. Carré.

Elle est atteinte de glaucome de l'œil gauche. M. Carré pratique
une iridectomie.

Le lendemain de cette opération, on voit à l'angle interne de la
plaie une tumeur noire plus petite qu'une tête d'épingle ; c'est une
hernie de l'iris. Elle n'est point saisissable. M. Carré la cautérise avec
la pointe d'un crochet à strabisme rougie à la lampe.

J'ai revu la malade au mois de novembre. La hernie ne s'était pas
reproduite ; on distinguait à peine le point qui avait été touché.

Nous possédons par conséquent un nouveau et excellent
moyen contre les hernies simples de l'iris.

XI

DE LA CAUTÉRISATION IGNÉE CONTRE LES GRANULATIONS DE LA CONJONCTIVE, ET LA BLÉPHARITE CILIAIRE

En 1877, M. Martinache nous apprenait que, depuis
longtemps déjà, il avait employé la cautérisation ignée
contre *les granulations chroniques de la conjonctive*, et
qu'il avait obtenu des résultats très encourageants.

Obs. — A la fin de 1872, nous disait-il, un jeune homme de 18
ans qui avait souffert de granulations rebelles à différents traitements
vint prendre mon avis. Quelques granulations isolées, grosses comme
une tête d'épingle, fendillées et implantées dans le tarse se montraient

à la paupière supérieure droite. Sans rien dire au malade, l'œil sain étant tenu fermé, j'appliquai un stylet rougi à la lampe en deux points différents de la surface du tarse sans qu'aucun signe de douleur se manifestât. Une deuxième application, quelques pointes de feu de plus, et le malade était guéri. La réaction consécutive à chaque application ne vaut pas d'être mentionnée.

Il s'agit là d'une conjonctivite granuleuse chronique *assez bénigne*. Cette maladie, comme la conjonctivite granuleuse aiguë, cède ordinairement à l'emploi du sulfate de cuivre et surtout du sous-acétate de plomb.

Elle peut cependant leur résister comme le montre l'observation qui précède. Le succès obtenu par le chirurgien américain doit nous engager à leur substituer, en pareil cas, l'usage du fer rouge.

Je n'insiste pas davantage sur cette espèce de conjonctivite ; je crois plus important d'appeler l'attention sur une autre variété beaucoup *plus dangereuse et à forme maligne* :

Elle est caractérisée par la lenteur désespérante de la résorption, par le nombre et la grosseur des granulations qui s'accompagnent d'un gonflement considérable de la conjonctive et qui entraînent les plus graves désordres du côté de la cornée, des voies lacrymales, de la commissure palpébrale. Ces granulations vont jusqu'à subir la dégénérescence cicatricielle. Elles sont tellement rebelles qu'on a proposé de les exciser et même d'enlever, en les disséquant, de véritables lambeaux de la conjonctive.

Sans nier que ce procédé puisse produire de bons résultats, je crois qu'il faudrait, autant que possible, respecter le stroma de la muqueuse, n'atteindre que le tissu morbide.

Lavallée

Par cette méthode, on détruit une trop grande surface de conjonctive et on laisse des cicatrices indélébiles qui constituent souvent une infirmité réellement incurable.

Cependant il est des cas où elle paraît s'imposer, ceux dans lesquels échouent, les cautérisations classiques quelques variétés qu'elles soient. Il me semble que la cautérisation ignée la remplacerait avec avantage. Elle aurait une action parfaitement limitée, détruirait aussi complètement que le ciseau ou le bistouri, les tissus morbides, provoquerait une irritation nutritive favorable et une résorption très active.

Ne pouvant fournir d'observations à l'appui de mon opinion, je ne préconiserai pas plus longtemps l'emploi du fer rouge contre les granulations chroniques malignes. Néanmoins je crois qu'il serait couronné de succès.

L'usage du fer rouge est plus clairement indiqué contre la *blépharite ciliaire simple.* Nous savons que, lorsque cette maladie n'a pas cédé aux émollients, aux pommades au précipité jaune ou rouge, aux compresses d'eau blanche, aux toniques, aux précautions hygiéniques, on fait, avec fruit, quelques petites piqûres sur le bord libre des paupières avec la pointe d'un bistouri. On favorise ainsi le dégorgement des parties atteintes. Il est évident que le fer rouge conduirait parfaitement au même but ; peut-être même aura-t-il un mode d'action particulier qui s'ajouterait au premier pour hâter la fin de la blépharite. Pour conclure, je dirai que M. Martinache a obtenu d'excellents résultats en l'employant quand la période congestive était passée.

XII

DE LA CAUTÉRISATION IGNÉE CONTRE LE PTÉRYGION

Obs. — Au commencement de l'année, le nommé Meurice, tailleur de pierres, âgé de 53 ans, se présente à la clinique de M. Abadie. Son état général est excellent.

Son œil gauche est atteint d'un ptérygion dont la base s'étend vers la commissure externe et dont le sommet empiète sur la cornée au point de gêner beaucoup la vision.

Le malade raconte qu'au mois de juin 1879 il a été opéré une première fois d'un ptérygion qui avait mis plusieurs années à se produire. Pendant un an la guérison a paru complète. Mais ensuite la vue a recommencé à baisser considérablement du côté gauche ; le ptérygion a récidivé. M. Abadie l'opère et en fait la transplantation. Il fait les pansements à l'acide borique. Pendant quelque temps tout semble aller pour le mieux ; mais une première récidive se produit qui, traitée dès le début, est arrêtée par des lavages à l'acide borique. D'autres récidives apparaissent trois ou quatre fois et l'acide borique en interrompt toujours la marche. Enfin, la guérison définitive ne survenant pas, M. Abadie se décide, le 24 octobre, à employer la cautérisation ignée. Avec de ciseaux il détache le sommet du ptérygion, et il le touche avec le fer rouge en même temps que les parties sous-jacentes. Pansement à l'acide borique. Pas de réaction. Quatre jours après, de petites eschares se détachent laissant à nu une surface très nette. Le ptérygion est ratatiné et ne conserve aucun rapport avec la cornée. Le 3 novembre, on cautérise quelques points bourgeonnants, quelques tractus dépendant de la base du ptérygion. Enfin le 10 novembre, la cicatrisation est parfaite ; la conjonctive a repris son aspect normal sur le côté de la cornée qui se trouve absolument libérée.

Il serait difficile de trouver un ptérygion récidivant plus caractérisé que celui dont je viens de parler. Il s'est effet reproduit chaque fois qu'on l'a traité par les moyens classiques. Aussi me paraît-il démontrer hautement la supériorité de la cautérisation ignée qui en a triomphé. Après avoir obtenu cet heureux résultat, M. Abadie me disait que l'on pourrait peut-être employer avec fruit le fer rouge quand on opère un œil d'un ptérygion pour la première fois.

En effet, la variété des moyens qu'on emploie contre cette affection suffit à en démontrer l'insuffisance.

En résumé, je crois que la cautérisation ignée peut devenir utile contre le ptérygion qu'on opère pour la première fois, et que l'efficacité en est incoutestable contre le ptérygion récidivant.

XIII

DE LA CAUTÉRISATION IGNÉE CONTRE LES BOURGEONS CHARNUS RÉCIDIVANTS APRÈS L'OPÉRATION DU STRABISME, ET AUTRES TUMEURS DE LA CONJONCTIVE.

Obs. — M. Papin, âgé de 40 ans, habitant les Antilles, a reçu, vers l'âge de 10 ans, un coup sur l'œil droit. Cet accident a occasionné une conjonctivite et une kératite intenses et enfin un leucome de la cornée avec diminution de la vision du côté droit ; en quelque temps l'œil malade ne distingua plus que la lumière quantitative et le globe oculaire commença à se dévier de sa position normale.

En 1864 M. Papin est venu en France pour consulter un oculiste, au sujet de son œil droit perdu dès l'enfance, et atteint d'une cataracte traumatique avec enclavement de l'iris dans une plaie cornéenne. On ne l'a pas opéré.

Il fait un second voyage en France en 1881. Au mois de septembre de cette année il se rend à la clinique de M. Abadie. Il se plaint de quelques troubles de la vue de l'œil gauche. Quand il écrit longtemps les lettres et les chiffres se brouillent. M. Abadie attribue ces phénomènes à un commencement d'irritation sympathique.

Le 17 septembre. — M. Abadie fait une pupille artificielle à l'œil droit. En peu de jours tout va bien ; les troubles apparus du côté gauche ont cessé ; le repos observé par le malade a probablement contribué à amener cette amélioration.

M. Abadie juge alors à propos de s'occuper du strabisme externe qui est très prononcé. Il l'opère vers le 25 septembre. Il sectionne le tendon du droit externe et fait l'avancement du droit interne. Pansement à l'acide borique. Mais dès le lendemain, une inflammation très intense de la conjonctive se produit ; le malade se plaint de douleurs intolérables. Pendant trois jours on applique des cataplasmes de fécule et l'on fait à tout instant des lavages avec une solution boratée.

Le 12 octobre ces accidents sont terminés, mais M. Abadie remarque, au niveau de la plaie qu'il a faite pour sectionner le droit interné, un bourgeon charnu de la grosseur d'un grain de riz et qui occasionne quelques picotements, un peu de gêne depuis deux jours, mais pas de douleurs.

Ce bourgeon provient d'un excès de conjonctive presque inévitable après l'opération du strabisme avec avancement musculaire. En effet, si on se contente d'inciser la conjonctive au niveau du muscle dont on avance l'insertion, il doit se produire un pli de la muqueuse quand on fait les sutures. Aussi M. Abadie enlève-t-il avec les ciseaux un lambeau de conjonctive quand il se propose d'avancer un muscle.

Le bourgeon charnu dont il s'agit était dû à ce que cette précaution n'avait pas été prise.

M. Abadie le détruit avec le fer rouge. Pansement à l'acide borique. La cautérisation a été douloureuse ; mais une heure après, plus de picotements ; plus de gêne ; nulle douleur. Le lendemain un peu de conjonctivite sans gravité. Pendant une semaine tout va bien. Mais ensuite le malade éprouve quelques picotements et de la gêne comme la première fois, surtout quand il regarde en haut. Le bourgeon a récidivé.

M. Abadie en fait l'excision avec les ciseaux et le cautérise ensuite. Pansement à l'acide borique. L'opération est suivie de quelques douleurs pendant la soirée. Légère conjonctivite qui se dissipe très rapidement. Deux jours après M. Papin peut se livrer à toutes sortes d'occupations sans éprouver aucun phénomène fâcheux.

Au mois de novembre, il va au théâtre, il écrit longtemps et à la lampe sans être incommodé. Le bourgeon ne s'est pas reproduit.

Cette observation montre une fois de plus avec quelle facilité la conjonctive tolère l'action du fer rouge, avec quel succès ce dernier combat les tissus pathologiques qui ont de la tendance à récidiver.

Aussi doit-elle engager à employer la cautérisation ignée dans les-cas je ne dirai pas semblables, mais analogues à celui dont il s'agit ici. En outre j'incline à penser qu'on pourrait aussi, sans inconvénient, enlever, à l'aide de la cautérisation ignée, *diverses tumeurs de la conjonctive* telles que les pinguécula, les polypes, les kystes, les lipomes et autres productions pathologiques.

XIV

DE LA CAUTÉRISATION IGNÉE CONTRE LE CHALAZION
ET AUTRES TUMEURS DES PAUPIÈRES

Situé dans l'épaisseur du cartilage tarse, et faisant saillie sous la peau et la muqueuse de la paupière, le chalazion suppure quelquefois et disparaît. Mais cette terminaison est rare. Ordinairement il faut l'extirper en l'incisant avec le bistouri. Il est facile d'appliquer ce moyen quand la tumeur est grosse au moins comme un grain de chanvre et qu'elle n'est pas à proximité du point lacrymal.

Quand elle ne dépasse pas le volume d'un grain de millet et qu'elle est très voisine de l'orifice du canal lacrymal, le procédé opératoire ordinaire n'est guère applicable. Il est cependant préférable de l'enlever de bonne heure ; c'est ce que j'ai vu faire avec la plus grande simplicité, à l'aide d'un stylet rougi à la lampe, dans les cas suivants :

OBS. — M. V., étudiant en médecine, s'est aperçu, il y a quelques mois, qu'il portait au tiers externe de la paupière inférieure gauche une petite tumeur de la grosseur d'un grain de millet. On la sent en passant le doigt sur la peau et elle fait saillie sous la conjonctive.

Le 20 octobre 1881. — Il la montre à M. le Dr Carré qui diagnostique un chalazion. On le cautérise avec la pointe d'un crochet à strabisme chauffé à la lampe ; la tumeur est remplacée par une petite cupule. Quelques symptômes de conjonctivite légère se produisent à la suite de cette opération.

Trois jours après, la guérison est complète.

OBS. — M. A. F., étudiant en pharmacie, va trouver M. Carré dans les premiers jours du mois de juin 1881, pour une petite tumeur qu'il a dans l'épaisseur de la paupière inférieure droite. C'est un chalazion gros comme un grain de millet *placé tout à côté du point lacrymal.*

Il existe depuis longtemps, mais il semble grossir depuis quelques jours.

M. Carré le touche de la même façon que le précédent. Huit jours après, la petite tumeur ne paraissait pas complètement détruite. On fait une nouvelle cautérisation qui produit en trois jours la chute de l'eschare et la guérison.

Le 1er novembre. — J'ai revu M. A. F. ; son chalazion n'a pas récidivé. On aperçoit une petite cicatrice blanchâtre parfaitement lisse.

Obs. — Le jeudi 27 octobre 1881, M. Normand, âgé de 55 ans, se rend à la clinique de M. Carré. Il vient se faire traiter pour une légère blépharite ciliaire. En examinant la paupière inférieure, M. Carré constate la présence, à côté du point lacrymal, d'un chalazion gros comme un grain de riz.

Le malade consent à ce qu'on le cautérise avec un stylet rougi.

Le lundi suivant l'eschare était tombée, et la tumeur disparue.

Les succès obtenus par M. Carré permettent donc de donner la cautérisation ignée comme un excellent moyen contre le chalazion, *principalement le chalazion de petit volume et placé près du point lacrymal.*

On a essayé aussi du fer rouge pour l'extirpation d'autres tumeurs des paupières : Tumeurs érectiles, lipomes, fibromes, cancroïdes, etc.., etc... D'excellents résultats ont été obtenus. Tout commentaire est inutile.

XV

DE LA CAUTÉRISATION CONTRE L'ENTROPION, L'ECTROPION, LES FISTULES LACRYMALES.

Les maladies de la cornée entraînent une photophobie, qui produit du blépharospasme et bientôt de l'ectropion. Le contact des cils avec le globe oculaire devient la cause de nouveaux troubles, et l'on se trouve dans un cercle vicieux d'où il faut s'empresser de sortir.

Le bromure de potassium triomphe *des cas récents et bénins* ; mais, s'il s'agit d'un *spasme invétéré et d'un entropion ancien*, il est insuffisant. C'est alors que M. le Dr Cusco a recours à la cautérisation linéaire des paupières au moyen du thermo-cautère.

Il a obtenu d'excellents résultats que MM. Routier et Arnozan ont exposés en 1878 dans la *France médicale*. Je ne saurais mieux faire que de citer leur propre langage pour décrire l'opération que pratique le chirurgien de l'Hôtel-Dieu :

« Le malade est endormi à l'aide du chloroforme ; l'anesthésie et la résolution musculaires doivent être absolues. Par la première, on prévient les contractions brusques et irrégulières de l'orbiculaire que la douleur ne manquerait pas de déterminer par action réflexe au moment de l'opération. La deuxième permet d'étaler librement la paupière. Cette manœuvre s'exécute de la façon suivante : Un aide essuie rapidement les larmes ou les liquides qui mouillent les paupières et rendent glissante la surface de la peau ; il applique un doigt à un centimètre ou un centimètre et demi en dehors de l'angle externe de l'œil et attire fortement les téguments en dehors ; en même temps, deux ou trois doigts de l'autre main appliqués sur le bord adhérent de la paupière l'attirent en haut ou en bas suivant qu'on agit sur la supérieure ou l'inférieure. Elle se trouve alors pleinement étalée et le bord libre que le blépharospasme entraînait vers le cul de sac conjonctival est ramené à l'extérieur ; alors seulement le chirurgien peut agir ; il a une lame de thermo-cautère très mince et un peu allongée qu'on a portée au rouge pendant que s'exécutaient les préliminaires de l'opération ; il la dirige perpendiculairement à la surface de la peau, et trace, en l'y appuyant légèrement, une ligne qui mesure toute la longueur du bord libre des paupières, et qui doit se maintenir à trois ou quatre millimètre de la ligne d'implantation des cils.

En outre la cautérisation doit intéresser toute l'épaisseur de la peau et atteindre, dans tout son trajet, la même profondeur. »

MM. Routier et Arnozan citent ensuite dix observations concluantes et grâce auxquelles on ne doit plus hésiter aujourd'hui à employer journellement la cautérisation ignée contre l'entropion.

Puisque la rétractilité du tissu cicatriciel produit de bons effets contre le renversement de la paupière en dedans, il est probable qu'elle doit offrir le même avantage contre le renversement de la paupière en dehors. Aussi M. le Dʳ Abadie a-t-il fait pour l'*ectropion* ce que M. le Dʳ Cusco a fait pour l'*entropion*.

Il arrive fréquemment qu'à la suite de l'oblitération des voies lacrymales les larmes coulent sur la joue et entraînent la chute de la paupière inférieure. La conjonctive, dès lors exposée à l'air extérieur, a une tendance continuelle à s'enflammer. C'est pour remédier à cet état de choses que M. Abadie a eu recours à la cautérisation ignée dans le cas qu'on va lire.

Dans le courant de cette observation on trouvera la description de l'opération.

Obs. — Un homme âgé de 60 ans se présente à la clinique de M. le Dʳ Abadie Ses yeux pleurent, dit-il, depuis longtemps ; l'œil gauche a été le premier malade. Il s'agit d'une oblitération des voies lacrymales. De plus, la paupière inférieure gauche est fortement renversée en dehors. C'est un ectropion occasionné par l'épiphora. A un centimètre et demi au-dessous de cette paupière se trouve un cancroïde de la grosseur d'un pois, non ulcéré, d'où partent de nombreux plis radiés de la peau indiquant bien que la petite tumeur exerce un tiraillement constant des parties environnantes. En quelques jours, à l'aide des sondes de Bowman, on ramène les voies lacrymales à leur état normal. Mais l'ectropion reste et M. Abadie songe à le traiter par la cautérisation ignée.

Le 5 octobre 1881. — On endort le malade avec le chloroforme. Avec un galvano-cautère en forme de couteau, M. Abadie fait une cautérisation linéaire d'un millimètre de profondeur sur la conjonctive de la paupière renversée, à partir du point lacrymal, tout le long du rebord ciliaire, et à deux millimètres en arrière de ce rebord. Quatre jours après la paupière était presque entièrement relevée.

Au bout de quinze jours l'amélioration était un peu diminuée. Enfin, le 1er novembre, un léger renversement subsistait. Néanmoins il était bien moins prononcé qu'avant la cautérisation.

M. Abadie est convaincu que ce commencement de récidive est dû à l'action du cancroïde dont j'ai parlé plus haut. Les plis de la peau auxquels il donne lieu ne permettent pas d'en douter.

Toutefois l'amélioration obtenue dans ce cas peu favorable doit engager à employer la cautérisation ignée contre *l'ectropion non cicatriciel*.

Je ne ferai que rappeler les heureux résultats obtenus par les chirurgiens, au moyen du thermo-cautère, contre *les fistules lacrymales*. Il en est de celles-ci comme de celles qui sont consécutives aux suppurations profondes de toute autre partie du corps.

Dernièrement encore j'ai vu M. le Dr Carré en guérir une par le fer rouge. Je n'en rapporterai pas l'observation, car ce procédé est aujourd'hui admis par tout le monde pour le traitement de cette affection.

XVI

MANUEL OPÉRATOIRE ; OUTILLAGE

Pour pratiquer la cautérisation ignée sur le globe oculaire, plusieurs conditions s'imposent :

L'immobilité absolue du malade; *l'écartement des paupières*; *la légèreté et la sûreté d'action de l'opérateur*; *la rapidité de l'exécution*; *l'absence de rayonnement de la chaleur*.

Si le patient fait un mouvement, on peut cautériser trop fort soit en profondeur, soit en largeur et même n'atteindre que les parties saines et non les parties malades.

On porte quelquefois le fer rouge sur des cornées ramollies qui n'offrent guère plus de résistance qu'un corps gras ; il est alors facile de faire involontairement une perforation. Pour éviter ces accidents, je conseille *d'endormir les enfants et les grandes personnes impressionables*.

Si les paupières ne sont pas bien relevées on peut les toucher sans en avoir l'intention. L'opérateur ne peut s'en occuper, car il a besoin d'une main pour fixer le globe oculaire avec une pince, et de l'autre pour manier le thermo-cautère. Enfin les mains d'un aide qui maintiendraient les paupières écartées gêneraient le chirurgien. *Donc il faut placer le blépharostat.*

Les trois dernières conditions s'imposent d'une façon évidente. *La réalisation dépend de la forme de l'instrument.*

Pour la cautérisation des paupières les mêmes conditions, sauf la seconde, subsistent encore.

La première sera réalisée de la même manière que pour la cautérisation du globe oculaire.

Les autres, ici aussi, sont subordonnées à la forme de l'appareil.

Quelles conditions doit donc réunir ce dernier ?

Il faut que la partie incandescente soit proportionnelle aux cautérisations qu'on veut faire c'est-à-dire *très-petite*.

Si elle est plus grande, la chaleur rayonnera d'une façon fâcheuse sur les parties saines.

L'appareil doit être construit de telle façon que l'opérateur le tienne *très-près de la surface chauffée et aussi légérement qu'un crayon*, afin de pouvoir la bien diriger. Il est bon que le métal porté sur l'œil soit *rougi iustantanément* de sorte que le chirurgien, le tenant à froid au niveau de la partie qu'il veut cautériser, n'ait besoin ni de le déplacer ni d'attendre.

Il y a tout avantage à ce que l'*incandescence soit très rapide*, qu'elle soit *uniforme et soutenue* pendant toute la durée de l'opération ; il serait en effet incommode de faire la cautérisation en plusieurs temps.

Passons en revue l'outillage dont on s'est servi jusqu'ici.

Le stylet d'acier met trop longtemps à devenir rouge et se refroidit trop vite. J'ai vu le chirurgien obligé de le chauffer à deux reprises différentes tandis que de la main gauche il tenait le globe oculaire fixé avec une pince. On ne peut pas lui donner des dimensions très petites sans qu'il y ait inconvénient à le porter à une haute température. Il s'é-

chauffe dans une trop grande étendue. L'opérateur ne peut
le saisir assez près de l'extrémité incandescente.

Je n'adopterai pas davantage le thermo-cautère de Pa-
quelin. Il a un manche trop long. On ne peut donner à la
partie qu'on chauffe un volume assez petit. De plus il se
produit un rayonnement de chaleur.

Devant ces inconvénients, on a eu recours au galvano-
cautère. L'instrument dont on s'est servi d'abord consiste
en un fil de platine qu'on porte au rouge au moyen de
l'électricité. Les deux réophores de la pile, avant d'arriver
au fil de platine, traversent un manche isolant, sur lequel
est un bouton interrupteur. Quand l'opérateur presse sur
ce bouton, le courant passe ; dès que la pression cesse, le
bouton se relève et le courant est interrompu.

Cet instrument présente encore des desiderata. Le bouton
est trop éloigné du fil de platine et par conséquent la main
du chirurgien n'est pas assez rapprochée de l'œil du malade.
De plus en pressant avec un doigt sur le bouton, l'opérateur n'a plus une aussi grande légèreté d'action.

M. Abadie a modifié cet instrument de la manière suivante : Il a supprimé le bouton interrupteur. Il a fait placer un tube de gutta-percha long de dix centimètres qui
enveloppe l'extrémité des réophores juste jusqu'au fil de
platine. Seulement l'une des réophores n'est pas fixé sur le
réservoir d'électricité. Un aide le tient à la main et le met
en contact avec le pôle auquel il correspond dès que le
chirurgien fait signe. Immédiatement le courant passe. Un
nouveau signe, et le réophore étant soulevé, le courant
est interrompu.

Grâce à ces légères modifications, on tient l'instrument

juste au ras de la partie chauffée et on cautérise aussi légèrement qu'on veut. M. Abadie a fait faire de petits instruments de platine de toute forme. Il en a de très pointus, d'autres à petit bord tranchant, d'autres à surface plane. Enfin on les adapte aux réophores ou on les en sépare à volonté.

Le galvano-cautère modifié par M. Abadie est donc, je crois, le meilleur instrument pour pratiquer la cautérisation ignée en chirurgie oculaire.

Mais pourtant, si on ne l'a pas sous la main, ou que habitant, par exemple, la campagne, on n'ait pas des motifs sérieux de se le procurer, on pourra se servir d'un stylet de trousse ou même d'une aiguille à tricoter ou autre instrument de ce genre dont l'une des extrémités sera fixée dans un bouchon de liège, et l'autre chauffée à la lampe à alcool.

XVII

CONCLUSIONS

1° La cautérisation ignée est un excellent moyen contre les ulcères bénins devenus atoniques et contre l'ulcus rodens.

2° Elle est très insuffisante contre les ulcères serpigineux à hypopion ; on doit lui préférer le procédé de Sœmisch avec le pansement antiseptique.

3° Elle doit être pratiquée contre la kératite suppurative, la kératite phlycténulaire grave menaçant d'aboutir à un abcès ou une ulcération de la cornée, contre le staphylome opaque partiel, le staphylome pellucide, et enfin les hernies simples de l'iris.

4° Elle n'a pas encore été très bien étudiée contre la kératite vasculaire, la kératite parenchymateuse, les leucomes, contre la blépharite ciliaire, la conjonctivite granuleuse. Mais, si l'on en croit M. le Dr Martinache, on doit en faire l'essai contre ces affections.

5° Elle arrête les accidents consécutifs à l'infection septique d'une plaie faite sur la cornée pour pratiquer une opération telle que : extraction de cataracte, iridotomie, iridectomie, paracentèse de la chambre antérieure.

6° Elle a produit les meilleurs effets contre l'entropion chronique et les fistules lacrymales, et un résultat encourageant contre l'ectropion non cicatriciel.

7° Elle combat d'une manière très efficace les récidives des tissus pathologiques tels que : ptérygion, bourgeons charnus cicatriciels.

8° Elle est très bien supportée par la conjonctive et les paupières. Elle constitue un excellent mode de traitement contre le chalazion, particulièrement contre le chalazion à son début qu'aucun autre moyen ne peut facilement combattre.

Elle doit remplacer l'instrument tranchant contre la plupart des tumeurs de la conjonctive et des paupières.

9° Elle ne produit jamais de réaction grave ; elle n'est pas douloureuse ; elle a une action très limitée ; elle détruit les éléments septiques et produit une irritation formatrice favorable ; elle fait très rapidement cesser la douleur, principalement dans les ulcères, les abcès, les phlyctènes de la cornée.

10° Le galvano-cautère modifié par M. Abadie, m'a paru réunir les meilleures conditions pour l'application de la nouvelle méthode.

Lavallée

10

Imprimerie A. DERENNE, Mayenne. — Paris, boulevard Saint-Michel, 52.

9 782019 941512